Série Gestão em Saúde (FGV)
Volume 1
Gestão de Operações em Saúde
*para Hospitais, Clínicas, Consultórios
e Serviços de Diagnóstico*

2^a *edição*

Série Gestão em Saúde (FGV)

Volume 1   Gestão de Operações em Saúde para Hospitais, Clínicas, Consultórios e Serviços de Diagnóstico

Volume 2   Compreendendo o Edifício da Saúde

Volume 3   Gestão do Faturamento e Auditoria de Contas Hospitalares

Volume 4   Gestão Comercial Hospitalar

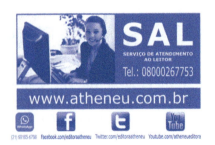

Série Gestão em Saúde (FGV)
Volume 1
Gestão de Operações em Saúde
para Hospitais, Clínicas, Consultórios e Serviços de Diagnóstico

2ª edição

LIBÂNIA RANGEL DE ALVARENGA PAES
Doutora em Administração de Empresas pela Fundação Getulio Vargas – Escola de Administração de Empresas de São Paulo (FGV-EAESP).

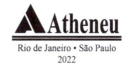

Rio de Janeiro • São Paulo
2022

EDITORA ATHENEU

São Paulo	— Rua Maria Paula, 123 – 18° andar
	Tel.: (11) 2858-8750
	E-mail: atheneu@atheneu.com.br
Rio de Janeiro	— Rua Bambina, 74
	Tel.: (21) 3094-1295
	E-mail: atheneu@atheneu.com.br

CAPA: Paulo Verardo
PRODUÇÃO EDITORIAL: MKX Editorial

CIP-BRASIL. CATALOGAÇÃO NA PUBLICAÇÃO
SINDICATO NACIONAL DOS EDITORES DE LIVROS, RJ

P144g

Paes, Libânia Rangel de Alvarenga
Gestão de operações em saúde : para hospitais, clínicas, consultórios e serviços de diagnóstico / Libânia Rangel de Alvarenga Paes. - 2. ed. - Rio de Janeiro : Atheneu, 2022.
: il. ; 21 cm. (Gestão em saúde FGV ; 1)

Inclui bibliografia e índice
ISBN 978-65-5586-535-6

1. Administração dos serviços de saúde. 2. Administração da produção - Saúde. I. Título. II. Série.

22-78228

CDD: 362.1068
CDU: 005.343:614.2

Gabriela Faray Ferreira Lopes – Bibliotecária – CRB-7/6643
08/06/2022   08/06/2022

PAES, L. R. A.
SÉRIE GESTÃO EM SAÚDE (FGV)
Volume 1 – Gestão de Operações em Saúde para Hospitais, Clínicas, Consultórios e Serviços de Diagnóstico – 2ª edição

©Direitos reservados à EDITORA ATHENEU – Rio de Janeiro, São Paulo, 2022.

Apresentação

A segunda edição deste livro mostra que há muito o que fazer nas organizações de Saúde quando o assunto é Gestão de Operações. Considere o seguinte cenário: um paciente internado será submetido a um exame de ressonância magnética. Para essa atividade, aparentemente trivial em um grande hospital, precisamos, dentre outras coisas: saber se há horário na ressonância, sem ter outros pacientes ou estar em estado de manutenção; ter um profissional para aplicar o contraste no paciente; ter o contraste, agulha e seringa em estoque; transferir o paciente do quarto para a sala de exame; ter disponibilidade do profissional que realizará o exame; e avisar ao setor de contas médicas que o exame foi realizado.

Como garantir que o aparelho de ressonância esteja em funcionamento e com sua manutenção em dia; que o técnico esteja presente e atento; que a enfermagem aplique corretamente o contraste; que o contraste, assim como a agulha, a seringa e demais itens estejam à disposição; que os corredores estejam limpos e desimpedidos; e que, no final, o hospital possa cobrar o exame para pagar por toda essa estrutura? Isso tudo sem contar com acasos externos à área de Imagens, como falta de luz, sistema fora do ar e – por que não? – falta de condições clínicas do paciente.

Para que essas e outras atividades sejam realizadas em uma organização, é necessário administrar suas operações. Assim, o termo Gestão de Operações está ligado ao planejamento e controle dos processos, materiais e recursos que geram produtos e serviços. Todos os negócios possuem operações e a área de Saúde não é uma exceção.

Este livro começa com a apresentação da cadeia de valor em Saúde e onde os prestadores de serviços de saúde – consultórios, clínicas, hospitais e serviços de diagnósticos – estão inseridos. Compreender suas relações com os demais integrantes dessa cadeia, desde fornecedores até o paciente e as fontes pagadoras, é fundamental para a gestão de operações. Por todo o texto, quando falarmos dessas organizações, usaremos o termo prestadores.

No restante do livro, procuraremos integrar os aspectos do gerenciamento de operações à realidade dos prestadores de serviços por meio de exemplos variados, para abordar desde o pequeno consultório até o hospital de alta complexidade. Negócios de Saúde, mas de diferentes naturezas – como hospitais e planos de saúde – possuem aspectos de produção bastante distintos, mas muito pode ser aprendido e aplicado entre eles. Da mesma forma, um pequeno posto de saúde e um hospital privado de 300 leitos têm muito em comum quando se fala de operações. O que se observa de diferente são características intrínsecas entre eles, como a variedade de serviços, a complexidade da assistência, o volume de atendimento e o público que atende. Mas, ambos, por exemplo, possuem um processo de cadastro de pacientes no momento da sua admissão e estão sujeitos a filas. Muitas vezes, um mesmo profissional executa uma consulta em um paciente nos dois ambientes. Assim, veremos que, apesar das diferenças de porte e serviços, grande parte dos conceitos apresentados pode ser aplicada a todas as organizações.

Em uma clínica, por exemplo, um paciente chega, passa pela recepção, faz a ficha de atendimento, aguarda o chamado do médico, é atendido e pode ou não realizar exames complementares antes de ser liberado. Esse breve relato representa um macroprocesso (Capítulo 3). Esse processo só existe se houver um local adequado para atendimento – as instalações (Capítulo 2). A existência da ficha médica e de materiais utilizados em uma consulta, como abaixador de língua e algodão com álcool, devem estar disponíveis para o profissional (Capítulos 4 e 5). Este, por sua vez, depende de recursos humanos, tempo, qualidade e tecnologia (Capítulos 7 e 9), que são determinados de acordo com a capacidade da organização (Capítulo 6). E quando um hospital desenvolve um programa de treinamento para os seus colaboradores, passa por uma ampliação ou atualiza os seus sistemas de informação, precisa do Gerenciamento de Projetos (Capítulo 8).

Este livro procura abordar, de modo geral, os aspectos do gerenciamento de operações em prestadores, como hospitais, clínicas, consultórios e serviços de diagnósticos. Para que você possa se aprofundar em cada um dos temas, ao final de cada um dos capítulos, há referências de outras obras sobre o assunto. Também estão disponíveis materiais extras, como planilhas e documentos no site http://www.libania.com.br/.

Espero que este texto seja útil para a sua formação profissional e sirva de apoio para a gestão do dia a dia de sua organização. Boa leitura!

Índice

Apresentação 5

Capítulo 1
A cadeia de valor em saúde 11
A visão do mercado pelo prestador 15

Capítulo 2
Gestão de operações 21
Hospitais vendem serviços ou produtos? 21
Operações têm estratégia? 25
Tipos de decisões em operações 28
O ambiente em Saúde 30
Layout em operações 33

Capítulo 3
Desenho e análise de processos 37
Tipos de processos 39
Toda a operação pode ser desenhada? 43
Análise de processos 44

Capítulo 4
Gestão de suprimentos 59
Cadeia de suprimentos 60

Capítulo 5
Gestão de estoques 69
Composição dos insumos 70
Codificação de produtos 71
Classificação de produtos 78

Padronização..85
Funções da gestão de estoques...........................86
Soluções para gestão de estoques.....................107

Capítulo 6
Gerenciando capacidade......................119
Definir a capacidade atual...............................120
Definir a capacidade básica.............................124
Entender a variação entre a nossa capacidade
e a demanda..126

Capítulo 7
Gestão de recursos..............................137
Carregamento..138
Sequenciamento..138
Programação..140
Teoria das restrições.......................................142

Capítulo 8
Gestão de projetos...............................145
Conceitos básicos..145
Fases de um projeto..150
Escopo...154
Dificuldades na Saúde.....................................155
O modelo ágil...157

Capítulo 9
Tópicos selecionados em operações......159
Pesquisa operacional: a matemática................159
Informação e tecnologia..................................162
Desempenho e melhorias.................................169

Referências bibliográficas..................173

Índice remissivo..................................183

Série Gestão em Saúde (Fundação Getulio Vargas – FGV)
Volume 1

Capítulo 1

A Cadeia de Valor em Saúde

Para que qualquer produto ou serviço seja fornecido, é necessária a execução de várias atividades separadas. Uma cadeia de valor é essa sequência de produção, desde a entrada de matéria-prima até o produto final entregue ao cliente. Em cada um de seus elos, agrega-se mais valor ao produto em relação à etapa anterior. Quando essas tarefas são realizadas dentro da organização e do processo de produção, a cadeia é chamada *interna*. Entretanto, há uma segunda cadeia, *externa*, formada pelo conjunto de relações e atividades entre as organizações do mercado, em que o produto acabado de uma corresponde à matéria-prima da seguinte. Nesse modelo, os elos devem ser parceiros para o planejamento e a coordenação da produção, a fim de aprimorar o conjunto de valor da cadeia.

Uma cadeia de valor de atenção em Saúde é composta por produtores, distribuidores, prestadores de serviço, fontes pagadoras e consumidores (Figura 1.1). Observamos que o primeiro elo da cadeia são os produtores, representados pelas indústrias que fornecem os insumos materiais para a assistência médica. São empresas do ramo farmacêutico, de materiais hospitalares, equipamentos médicos e alimentos. O setor de Saúde é também amplamente apoiado em equipamentos que auxiliam os profissionais no diagnóstico e tratamento de pacientes. Muitos dos serviços médico-hospitalares só podem ser prestados – só existem – se estão presentes determinados equipamentos, medicamentos e materiais. A compreensão de que, para a prestação do serviço, é necessário um conjunto produto-serviço, é fundamental para entendermos a análise da importância da gestão de operações no mercado de Saúde.

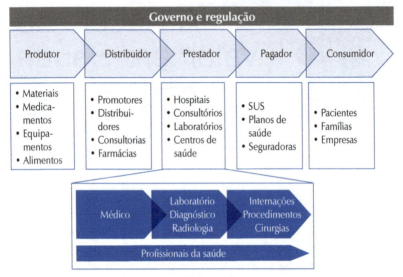

Figura 1.1. Cadeia de valor do mercado de Saúde.

No Brasil, a indústria farmacêutica vendeu mais de 4,7 bilhões de unidades de medicamentos em 2020, o que coloca o país em sétimo lugar mundial em vendas no setor e gera um valor superior a US$ 16 bilhões (SINDUSFARMA, 2021). O setor de equipamentos, principalmente os de diagnóstico por imagem, como aparelhos de tomografia computadorizada e ressonância magnética, está em alta.

No segundo bloco da Figura 1.1, vemos os distribuidores de insumos, medicamentos e materiais, que são os intermediários entre fabricantes e prestadores de atendimento médico. Além destes participantes, a criação das GPOs (*Group Purchasing Organizations*), alianças estratégicas de hospitais para compra de insumos e medicamentos, conseguiu diminuir custos de aquisição de medicamentos e materiais pelos princípios da economia de escala. Discutiremos melhor essa iniciativa no capítulo de Gestão de Suprimentos. Alguns deles oferecem também sistemas de informação para melhoria do controle de materiais. No Brasil, são poucos os casos documentados, o que mostra que os hospitais ainda pensam na gestão de suprimentos como apenas um centro de custo a ser gerenciado, como uma função administrativa rotineira. O papel dos distribuidores na cadeia, como veremos adiante, pode ser "tradicional", em que suas atividades se resumem ao recebimento de pedidos e entrega dos materiais, e como "serviço", em que os hospitais terceirizam para eles o recebimento e a redistribuição interna dos produtos. Alguns destes modelos são usados como vantagem competitiva pelas organizações, já que permitem a melhoria da qualidade da entrega.

Ainda na Figura 1.1, no elo seguinte da cadeia estão os prestadores, aqueles que efetivamente realizam o serviço médico. Note-se que, além da cadeia principal (em azul claro) existe uma subcadeia de valor dentro do elo de prestadores (em azul escuro), que será detalhada nos próximos parágrafos. Em 2019, os gastos com Saúde representaram 9,2% do PIB – Produto Interno Bruto brasileiro, totalizando um dispêndio de mais de R$600 bilhões. Somente em despesas assistenciais de planos de saúde privados, foram mais de R$ 53 bilhões em 2009. Eles incluem todas as organizações e os profissionais que se relacionam diretamente com o paciente.

Os estabelecimentos de saúde no Brasil são classificados em 12 grupos, de acordo com o Cadastro Nacional de Estabelecimentos de Saúde (CNES) (Quadro 1.1). Foram excluídos: unidades móveis fluviais e terrestres, farmácias, unidades de vigilância, centrais de regulação e secretarias de saúde. Os prestadores de serviços são a peça central de um Sistema de Saúde e responsáveis pela maior parte do valor entregue aos pacientes. Os componentes do sistema de Saúde, que prestam o atendimento médico, podem ser classificados de acordo com o nível de utilização de tecnologia material e de capacitação de seus profissionais. Também existe um modelo de cadeia de valor de "unidades de prática integradas" que pode ser encontrado em vários estabelecimentos hospitalares. Esse modelo consiste em prestações de serviços diferenciados, divididos em unidades específicas, de acordo com o tipo de atividade. É aqui que o elo dos prestadores se abre em outra cadeia, composta por diferentes tipos de "estabelecimentos", que podem ou não ser partes de empresas distintas. O laboratório de Anatomia Patológica de um grande hospital de São Paulo, por exemplo, é totalmente ge-

Quadro 1.1. Descrição dos principais tipos de estabelecimentos de saúde no Brasil

Tipo de Prestador	Descrição
Centro de saúde	Realiza atendimentos de atenção básica e integral a uma população, de forma programada ou não, nas especialidades básicas. A assistência deve ser permanente e prestada por médico generalista ou especialista nessas áreas. Pode oferecer assistência odontológica e de outros profissionais de nível superior; SADT e pronto-atendimento 24 horas
Clínica/ambulatório	Realiza assistência ambulatorial em apenas uma especialidade ou área da assistência
Consultório isolado	Sala isolada para prestação de assistência médica ou odontológica ou de outros profissionais de Saúde de nível superior
Hospital-dia isolado	Unidade especializada no atendimento de curta duração com caráter intermediário entre a assistência ambulatorial e a internação
Hospital especializado	Hospital destinado à prestação de assistência à Saúde em uma única especialidade/área. Pode dispor de serviço de Urgência/Emergência e SADT
Hospital geral	Hospital destinado à prestação de atendimento nas especialidades básicas (clínica geral, pediatria, cirurgia e ginecologia/obstetrícia), por especialistas e/ou outras especialidades médicas. Pode dispor de serviço de Urgência/Emergência. Deve dispor também de SADT de média complexidade
Policlínica	Unidade para prestação de atendimento ambulatorial em várias especialidades, incluindo ou não as especialidades básicas, podendo ainda ter outras especialidades não médicas. Pode ou não oferecer SADT e pronto-atendimento 24 horas
Posto de saúde	Destinada à prestação de assistência a uma determinada população, de forma programada ou não, por profissional de nível médio, com a presença intermitente ou não do profissional médico
Pronto-socorro especializado	Presta assistência em uma ou mais especialidades, a pacientes com ou sem risco à vida, cujos agravos necessitam de atendimento imediato
Pronto-socorro geral	Presta assistência a pacientes com ou sem risco à vida, cujos agravos necessitam de atendimento imediato. Pode ter ou não internação
SADT isolado	Unidades isoladas onde são realizadas atividades que auxiliam a determinação de diagnóstico e/ou complementam o tratamento e a reabilitação do paciente
Unidade mista	Destinada à prestação de atendimento em atenção básica e integral à Saúde, de forma programada ou não, nas especialidades básicas. Pode oferecer assistência odontológica e de outros profissionais, com unidade de internação. A assistência médica deve ser permanente e prestada por médico especialista ou generalista. Pode dispor de urgência/emergência e SADT básico ou de rotina

SADT: Serviço de Apoio ao Diagnóstico e Tratamento.
Fonte: CNES – Cadastro Nacional de Estabelecimentos de Saúde. <http:// cnes.datasus.gov.br>

renciado por uma empresa de diagnóstico externa, apesar de estar fisicamente dentro do hospital. Em contrapartida, em outro hospital de semelhante porte e no mesmo município, o laboratório é um departamento da própria organização. Em qualquer um dos modelos, essa cadeia de valor interna representa o principal foco da prestação de serviços médicos.

O pagamento pelos serviços prestados é feito pelo governo, pelas operadoras de planos de saúde e por desembolso pessoal dos pacientes. Segundo a Organização Mundial de Saúde, o governo arca com 41% do total de gastos. Os 59% restantes vêm da iniciativa privada ou de particulares.

Concluindo a análise da Figura 1.1, no final da cadeia estão os consumidores, que podem ser divididos em quatro subgrupos: pacientes, familiares ou responsáveis, empresas e comunidade. Os pacientes e familiares "consomem" diretamente o serviço médico, por meio do atendimento dos prestadores. De acordo com a ANS (Agência Nacional de Saúde), os planos corporativos, que representam 82% dos beneficiários do setor privado, são cofinanciados por empresas ou pela adesão a grupos coletivos, como associações, conselhos e clubes. Os planos individuais, comprados diretamente pelo paciente, compõem 18% do total.

A visão do mercado pelo prestador

De posse das definições da cadeia de valor e com o foco nos prestadores – clínicas, hospitais, consultórios e empresas de diagnóstico – podemos nos aprofundar sobre algumas de suas características específicas, que serão importantes no decorrer deste livro. O Sistema de Saúde presta serviços em três níveis de atenção, também chamados de esferas de atendimento: primário, secundário e terciário.

O nível de atenção *primário* é o de menor complexidade, tanto do ponto de vista dos processos patológicos, quanto dos recursos tecnológicos e físicos utilizados e da especialização dos recursos humanos envolvidos. Os serviços deste nível geralmente representam a porta de entrada do sistema e atuam sobretudo na educação da população e na prevenção de doenças. Possuem serviços básicos de diagnóstico, representados por alguns exames complementares mais simples, como medição de pressão arterial e exame de sangue, e são ordinariamente compostos por postos de saúde, consultórios, serviços de atendimento domiciliar e clínicas. Na maioria dos casos, os exames de sangue são coletados e enviados para uma instituição com mais recursos para análise e emissão dos resultados. Menor complexidade tecnológica não significa, necessariamente, atraso na aquisição da tecnologia: são sistemas com menos funcionalidades, mas que desempenham as funções básicas necessárias. Exemplos disto são: o aparelho de raios X portátil, que pode ser transportado facilmente pelo profissional; e aparelhos de medição cardíaca e circulatória pessoais.

Os serviços de atenção *secundária* são os de complexidade média, prestados em centros de saúde ou hospitais secundários, que atendem casos em que a capacidade resolutiva do nível primário não foi suficiente. Essas organizações contam com profissionais das quatro áreas básicas da Medicina – cirurgia geral; clínica médica; ginecologia e obstetrícia; e pediatria – e com serviços de diagnóstico como ultrassonografia e laboratório clínico próprio ou terceirizado.

O nível *terciário* de atenção é aquele que apresenta maior complexidade no atendimento aos processos patológicos e nos recursos utilizados. É composto por centros de referência, que comportam os mais avançados e específicos recursos físicos, técnicos e humanos para o atendimento a pacientes. Devem atender a casos que necessitam de equipamentos sofisticados e tecnologicamente avançados, como, por exemplo, tomografia computadorizada, ressonância nuclear magnética e ultrassonografia Doppler; e ter profissionais especializados em disciplinas além das áreas básicas. Este nível é representado principalmente pelos hospitais universitários e de especialidades.

Ao se relacionarem as esferas de atendimento e o modelo de cadeia de valor dos prestadores, podemos compreender melhor as relações de *verticalização e horizontalização*. Devido ao nível de complexidade de cada uma das esferas, podemos observar os valores agregados individualmente em cada uma delas.

Desde a década de 1990, a área de Saúde vem sofrendo diversas transformações em prol da própria sobrevivência do setor: integração vertical, integração horizontal e *managed care*. Os EUA ainda passaram pela implantação da HIPAA – *Health Insurance*

Portability and Accountability Act (Ação de Responsabilidade e Portabilidade de Seguro Saúde), em 1996. A HIPAA foi publicada em 1996 e definiu e publicou políticas que buscam garantir a padronização e o tráfego seguro das informações médicas dos usuários americanos por meio de regras de armazenamento, disposição e transferências de seus dados entre provedores de saúde, planos, governo e agências regulatórias. Essa necessidade de "resistência" do setor se deve, principalmente, à explosão dos custos de assistência, causada por diversos fatores. Envelhecimento da população, novos tratamentos e métodos de diagnóstico e aumento do uso da tecnologia são alguns dos pontos mais citados para justificar o aumento dos gastos em Saúde em todo o mundo. A extensão da sobrevida poderia explicar o aumento global dos valores, mas, por si só, não justificaria o aumento dos custos individuais. Porém, a criação de métodos de amenização de doenças ainda "sem cura" levou os prestadores à possibilidade de controlar, por exemplo, as doenças crônicas, aumentando o uso dos recursos e a longevidade da população.

O primeiro item desta transformação é a integração vertical, que descreve o envolvimento de uma organização em mais de uma etapa da cadeia de um processo produtivo. Neste modelo, unem-se duas ou mais empresas que possuem produtos ou serviços que servem de entrada ou saída para outra. Representa um estilo organizacional em que uma empresa detém direitos sobre seus fornecedores e compradores. A principal razão que leva a este modelo é a redução de custos transacionais e de produção. Já na horizontal, este elo ocorre dentro de um mesmo grupo de atuação. Nesses processos, criaram-se as *Integrated Delivery Networks* (IDN – Redes Integradas de Prestação de Serviços) e as *Health Maintenance Organizations* (HMO – Organizações de Manutenção de Saúde).

As IDN podem ser descritas como "filiais" de uma mesma organização de Saúde, que prestam serviços às vezes diferenciados em cada uma de suas unidades, variando desde consultórios isolados até hospitais de alta complexidade. No Brasil, um exemplo clássico é o das Cooperativas Médicas, que integram, em sua rede, diversos níveis de atendimento à Saúde. Uma grande operadora de planos de Saúde, com atuação em São Paulo, por exemplo, realiza 20% de seus atendimentos em unidades próprias. Pode-se considerar que as IDN são uma mistura de integração vertical e horizontal, já que atuam dentro do próprio estágio de prestadores da cadeia de valor. Outro exemplo mais recente no Brasil é o de uma grande empresa de diagnósticos que, desde sua criação na década de 1920, atuava exclusivamente no segmento de medicina diagnóstica laboratorial. Na década de 1990, acrescentou exames de imagens à sua gama de serviços e, nos anos 2000, abriu também um hospital-dia.

Já nas HMO, claramente representando a integração vertical, o principal exemplo é a união entre prestadores e fontes pagadoras em um só grupo. A associação não engloba apenas convênios e hospitais, mas também consultórios e ambulatórios. Assim, ao se tornarem unidades de negócios dos planos de saúde, os prestadores de serviços começaram a gerir melhor a saúde de seus pacientes e beneficiários e, consequentemente, alcançar melhorias financeiras. No Brasil, várias operadoras de planos de saúde começaram a manter uma rede própria de assistência, com a finalidade de controlar o acesso aos serviços de Saúde e fazer o possível para reduzir os custos assistenciais, que chegam a mais de 85% do total faturado em mensalidades.

Com o propósito de buscar soluções para o aumento dos custos médicos nos Estados Unidos, em meados da década de 1970 foi criado o conceito de *managed care*. O propósito é reduzir os gastos por meio de ações diretas de incentivo aos médicos, pacientes e prestadores de serviço. Para a relação entre planos de saúde e prestadores, o impacto no Brasil foi grande, já que se iniciaram um controle e uma vigilância sobre como, quais e quantos serviços eram prestados aos pacientes. Centrais de regulação médica e maior restrição à liberação de procedimentos limitaram os pedidos dos profissionais de Saúde, principalmente dos médicos.

A relação entre prestadores e planos de saúde, principalmente nos EUA, também foi afetada pela publicação da HIPAA, em 1996. Desde então, as organizações vêm adequando seus sistemas de informação às leis de regulação de transmissão dos dados médicos dos pacientes. A adequação à HIPAA inclui padronização das informações, segurança e privacidade do tráfego de informações e integridade física e tecnológica dos dados. Considerando todas as regulamentações implantadas nos últimos anos nos Estados Unidos (*Sarbanes-Oxley, Environment Protection Agency*, HIPAA, dentre outras), estima-se que o gasto para sua aquiescência pelas empresas aumenta em US$ 8.000 o custo de bens de consumo e serviços em geral para a população americana.

No Brasil, a instituição da Lei Geral de Proteção dos Dados (LGPD) trouxe essas preocupações para hospitais, operadoras e governo. O objetivo desta lei é proteger os dados sensíveis e pessoais dos integrantes da cadeia de valor, que vão desde o paciente até os colaboradores das organizações. A LGPD também é uma resposta a uma demanda global: países que não cuidam de seus dados podem ter problemas em se relacionar com os demais. A GDPR – General Data Protection Regulation, utilizada na Europa, restringe processamento de dados entre sites hospedados em países sem uma regulação específica sobre dados pessoais.

No Brasil, foi instituída, desde 2005, a Troca de Informações em Saúde Suplementar (TISS), numa tentativa semelhante à HIPAA, de padronização. A iniciativa foi lançada pela Agência Nacional de Saúde Suplementar (ANS) que, apesar de regulamentar apenas os planos de saúde no país, acabou atingindo também os prestadores.

A alta fragmentação é uma característica importante do setor de Saúde. Ao contrário da indústria farmacêutica, por exemplo, em que as dez maiores empresas do mundo foram responsáveis por mais de 50% das vendas, não existe nenhum prestador tão influente assim. Porém, no Brasil, tem-se visto uma diminuição da fragmentação do mercado de Saúde Supletiva, com as fusões ocorridas nos últimos anos entre os planos de saúde. Com isso, no final de 2021, apenas duas empresas eram responsáveis por mais de 13% dos beneficiários. Esse número vem aumentando ao longo dos anos. Em 2010, essas empresas comportavam pouco mais de 10%. Essa fragmentação prejudica a definição de padrões de uso de insumos no mercado e diminui a influência das boas práticas de mercado. Vem ocorrendo, entretanto uma desfragmentação do mercado. Em quase 20 anos, de 2000 a 2019, o número de operadoras caiu de 1.380 para 742, uma redução de 43%. Um dos principais fatores que contribuem para essa desfragmentação são a aquisição e a fusão entre as empresas, que não são bem vistas pelo mercado, devido ao medo de que a redução da concorrência prejudique os beneficiários. Quem sofre também com a diminuição de operadoras é o prestador, que perde poder de negociação de preços e tabelas.

Para conhecer mais...

1. **Porter M, Teinsberg EO. Repensando a Saúde. São Paulo: Artmed, 2007.**

   O livro do Porter foi muito badalado em seu lançamento. Traz uma excelente visão sobre competitividade e cadeia de valor em Saúde, apesar de os exemplos serem muito voltados para o mercado americano. Para quem prefere uma leitura rápida sobre competitividade, o livro teve origem em um artigo da Harvard Business Review: Teinsberg E, Porter M, Brown G. Making Competition in Health Care Work. Harvard Business Review, jul-ago/1994.

2. **Burns LR, et al. The Health Care Value Chain: Producers, Purchasers, and Providers. San Francisco: Jossey-Bass, 2002.**

   É o melhor livro sobre cadeia de valor em Saúde que encontrei. Os capítulos vão desde os produtores até os pagadores, em textos claros e interessantes. O primeiro capítulo está disponível na internet no endereço: http://media.wiley.com/product_data/excerpt/17/07879602/0787960217.pdf.

3. **Dados setoriais**

   Os dados deste capítulo foram obtidos nos sites do Governo Brasileiro, Organização Mundial de Saúde e Associações setoriais, como a Abramge e a ABIFARMA. Os links estão abaixo:

   a) Planos de Saúde: https://www.gov.br/ans/pt-br e https://www.abramge.com.br.

   b) Gastos Governamentais: http://www.portaltransparencia.gov.br/ e https://agenciadenoticias.ibge.gov.br.

   c) Indústria: https://sindusfarma.org.br.

   d) Estrutura de prestação de serviços: http://cnes.datasus.gov.br/.

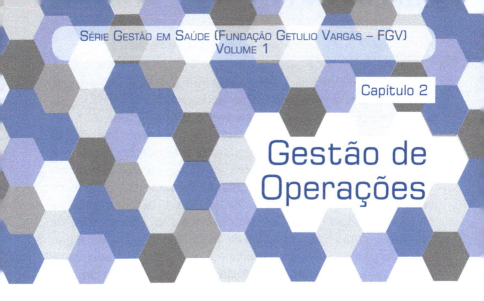

Capítulo 2

Gestão de Operações

A gestão de operações teve início no setor industrial e foi, por muito tempo, chamada de *gestão da produção*. A partir dos anos 1970, começou-se a usar o termo *operações* porque as análises feitas na indústria podiam ser facilmente aplicadas às empresas de comércio e de serviços. Uma das primeiras abordagens da disciplina para serviços foi em 1972, que analisou a cadeia de produção do restaurante McDonald's.

Observando as organizações, vemos que há diferenças nas operações entre indústrias, comércio e serviços. Entretanto, vários dos conceitos básicos podem ser aplicados em qualquer um dos setores, desde que compreendidas as especificidades de cada um. Se olharmos a fundo um prestador de serviços de Saúde, seja um consultório, uma clínica ou um hospital, veremos que há um pouco dos três quando um paciente é atendido.

Hospitais vendem serviços ou produtos?

O segmento de prestadores de serviços de Saúde – assim como o de restaurantes, hotéis e supermercados – é considerado de *serviços*, apesar de entregarem bens físicos como parte da operação. Empresas "puras" de serviços – consultorias, hospedagem de *e-mail*, bancos, escolas, agências de propaganda e consultórios de psicoterapia – têm na quase totalidade de rol de vendas apenas serviços, sem a necessidade de apoio de "venda" de insumos. Essas organizações mantêm as quatro características básicas de serviços: intangibilidade; impossibilidade de estocagem (perecibilidade); simultaneidade (inseparabilidade); e variabilidade (Quadro 2.1).

As organizações mistas de serviços e produtos têm ganhado espaço na economia nos últimos anos e as fronteiras entre eles estão cada vez mais sutis. Produtos hoje já são oferecidos com serviços agregados, como um só conjunto chamado de "pacotes de valor". A gama desses produtos físicos varia de acordo com a natureza do negócio (Figura 2.1). Por exemplo, em uma consulta de psicoterapia, não há necessidade de qualquer material: basta a presença do profissional e do paciente em uma instalação adequada. Porém, em uma cirurgia, a existência da equipe e da sala cirúrgica

Quadro 2.1. Características básicas dos serviços

Característica	Exemplo
Intangibilidade	Serviços em geral não podem ser vistos, tocados, provados ou sentidos. Não podemos, por exemplo, "pegar" uma viagem aérea. Na Saúde, uma consulta médica não pode ser testada antes de ocorrer. Quando um paciente entra no consultório, existe apenas a promessa de que ela acontecerá. Nós, seres humanos, temos uma necessidade natural de tocar para ver que as coisas existem ou garantir a promessa. Por isso, muitas empresas buscam tangibilizar parte do serviço. No caso da viagem de avião, temos o bilhete da passagem; no da consulta, temos o atestado médico, o receituário ou até o resultado – impresso – de algum exame complementar
Perecibilidade	Não conseguimos estocar serviços. Um leito hospitalar desocupado em um dia não pode ser contabilizado como "uma vaga extra" no dia seguinte. Veremos no capítulo de gestão da capacidade e de recursos que esse é um dos grandes fatores complicadores do gerenciamento de clínicas, consultórios e hospitais
Simultaneidade	Um serviço só é prestado na presença do prestador e, muitas vezes, do cliente. Para vermos um filme no cinema, é necessário estejamos na sala de projeção ao mesmo tempo em que o filme esteja sendo projetado. Uma cirurgia só ocorre se a equipe e o paciente estiverem prontos e no mesmo local. Desta forma, a presença do cliente é imprescindível para a prestação do serviço e acaba, muitas vezes, por alterá-lo. Voltaremos a este ponto quando falarmos de melhoria e qualidade, no Capítulo 8
Variabilidade	Raramente um serviço prestado é igual ao outro. A percepção do serviço depende de quem, quando e como é prestado. Um profissional pode ser muito bem avaliado por um paciente e odiado por outro. Dois pacientes com a mesma patologia podem ter resultados diferentes no tratamento. Discutiremos mais sobre isso nos capítulos seguintes, pois a variabilidade gera muitas complicações à gestão de operações

não garante a realização do procedimento: precisamos também de equipamentos, materiais e medicamentos e temos uma mistura de serviços e produtos. No outro extremo, temos a automedicação, em que o próprio paciente compra o medicamento em uma farmácia e o toma, sem a utilização da prestação direta de serviços de um hospital ou clínica.

Medicação oral sólida
Inalação
Atadura gessada
Implantes e transplantes
Cirurgia
Procedimentos simples
Consulta médica

Fonte: adaptada de Corrêa HL & Corrêa CA. *Administração de produção e operações – Manufatura e serviços: uma abordagem estratégica*. São Paulo: Atlas, 2006.

Figura 2.1. Variação do composto produto-serviço em atividades de Saúde.

Não existe, portanto, uma forte dicotomia entre serviços e produtos. As características de serviços já apontadas anteriormente – intangibilidade, impossibilidade de estocagem, simultaneidade e inseparabilidade – não são exclusivas e restritivas, principalmente na área de Saúde. Outra forma de analisar essa diferença é pelas classificações da Figura 2.2.

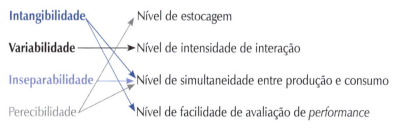

Fonte: Adaptada de Corrêa HL et al. An operations management view of the services and goods offering mix. *International Journal of Operations & Production Management*, v. 27, n. 5, p. 444-463, 2007.

Figura 2.2. Características tradicionais e propostas de classificação de serviços.

O nível de estocagem refere-se à capacidade de separar os itens necessários à prestação de serviço antes que a demanda ocorra. Essa primeira característica tem relação direta com o conceito de perecibilidade, mas levanta a necessidade de a organização se "preparar" para os níveis de demanda, independentemente da proporção entre serviços e produtos. A produção e o consumo não são simultâneos, como indica uma das características de serviço, e os itens usados para os pacotes de valor têm níveis diferentes de estocagem. Uma consulta médica exige que médico e paciente estejam ao mesmo tempo no mesmo ambiente, caracterizando 100% de serviço. Porém, doses unitárias de medicamentos são preparadas com certa antecedência e podem ser "estocadas" por um período. Do mesmo modo, quando comprimidos são separados e embalados individualmente para administração ao paciente, passam um período aguardando para serem usados. Nos serviços de Saúde, porém, o estoque dos bens utilizados não viabiliza o serviço, pois demanda a participação de um indivíduo, voltando ao conceito de simultaneidade: a aplicação endovenosa de uma droga exige a presença de um profissional de enfermagem.

Esses exemplos também estão ligados ao nível de simultaneidade entre produção e consumo, que relaciona os conceitos originais de tangibilidade e inseparabilidade. Enquanto a alta simultaneidade muitas vezes está ligada à baixa estocagem, baixa estocagem não necessariamente equivale a alta simultaneidade.

O nível de intensidade de interação tem relação direta com o conceito de heterogeneidade, em que os resultados das prestações de serviços são sempre diferentes uns dos outros. Existem serviços bastante homogêneos e, ao mesmo tempo, produtos heterogêneos, como os personalizados e feitos sob demanda. No ambiente de Saúde, a questão da imprevisibilidade é muito importante, já que os organismos de dois pacientes podem se comportar de maneiras completamente diferentes, mesmo que tenham as mesmas características físicas e que tenham entrado no hospital com as mesmas condições clínicas e recebido o mesmo tipo de tratamento. Contudo, os processos médicos, incluindo procedimentos e métodos de diagnóstico, seguem protocolos rígidos de execução e os profissionais são treinados, desde a faculdade, a realizá-los sempre da mesma maneira, independentemente das características dos clientes. Apesar da imprevisibilidade, há certos padrões na prestação de serviços que devem ser aproveitados. Os protocolos clínicos, amplamente utilizados hoje nos hospitais brasileiros, têm justamente o objetivo de direcionar o processo de diagnótico e tratamento e, como isso, reduzir as diferenças.

A última característica é o nível de facilidade de avaliação da *performance*, que é relacionado ao conceito de tangibilidade. Normalmente, temos mais dificuldade em avaliar serviços do que produtos. Os hospitais, porém, possuem indicadores epidemiológicos e administrativos que permitem a análise de sua qualidade de atendimento, considerando os conceitos de qualidade percebida e qualidade de fato. A coleta de indicadores sofre com a inconstância em muitas organizações hospitalares e as medidas são pouco padronizadas, criando uma massa tão grande de dados inconsistentes que dificulta sua avaliação pelos gestores de Saúde. Melhoria e qualidade nos serviços de Saúde serão temas do Capítulo 8 deste livro.

Operações têm estratégia?

Agora que sabemos que hospitais, clínicas e consultórios possuem operações e trabalham tanto com serviços quanto com produtos, o que os diferencia? Vamos sair um pouco da área de Saúde e fazer uma comparação com hotéis.

Suponha que você esteja escolhendo um lugar para ficar em sua próxima viagem para Nova York. Das inúmeras opções existentes na cidade, você ganha de presente dois *vouchers*: um para o Hotel Ritz-Carlton, considerado um dos mais luxuosos da cidade, e outro para o albergue da YMCA (atual Y). Ambos têm recepção, apartamentos, arrumadeiras e serviço de internet. Claro que, em uma primeira análise, tendemos a escolher o Ritz, já que aparentemente, é "melhor" que o albergue. Entretanto, imagine que você tem 18 anos e toda a sua turma de amigos ficará no YMCA. O Ritz agora não parece a melhor opção, certo?

Independentemente da escolha, o importante aqui é sabermos qual é o foco de cada uma das organizações. Ambas possuem um público muito bem definido, que tem necessidades e desejos específicos. Ou seja, elas competem por grupos diferentes. Dessa maneira, a resolução de ser um albergue ou ser um hotel de luxo está baseada na estratégia de operações que, por sua vez, deve estar alinhada à estratégia geral, financeira e mercadológica da empresa. Estratégia, então, é um conjunto de objetivos e metas para a organização. A partir dela, são geradas as grandes políticas e os planos para atingir esses objetivos. Ela é fundamental para definirmos qual é o negócio da empresa ou qual deveria ser.

Assim, uma empresa deve definir o que ela quer prover a seus clientes e, desse modo, gerir suas operações com o mesmo propósito. Aqui entra o conceito de *trade-off*, que são conflitos entre o que se tem e o que se quer. Suponha que você tenha uma clínica em uma pequena cidade do interior, com cinco consultórios e que atenda às quatro especialidades básicas. Agora imagine que seu sócio tenta convencê-lo a comprar um tomógrafo de última geração para colocar na clínica. Esse exemplo mostra claramente um conflito sobre o que cada sócio espera da organização e como a enxerga.

Voltando ao nosso caso dos hotéis, o albergue não pode querer ser um Ritz e continuar atendendo seu público jovem e cobrando o preço atual. Em operações, não é possível ter tudo e essas escolhas implicam também em *renúncias estratégias*, como no caso da clínica citada. Reparem que as escolhas devem estar alinhadas ao que a organização quer ser e a qual perfil de clientes deseja atender.

A estratégia de operações está diretamente ligada aos objetivos de desempenho das organizações, que podem ser classificados em: qualidade, velocidade, confiabilidade, flexibilidade e custo.

❑ *Qualidade* – na Saúde, temos a qualidade técnica do serviço e a não técnica. Por qualidade técnica entendemos a capacidade de atuação de profissionais e equipamentos para prestar o melhor atendimento possível ao paciente. Essa qualidade varia de acordo com a necessidade do paciente. Por exemplo, em um hotel, se quisermos assistir a um filme, teremos mais qualidade de imagem com uma televisão 16 k de 60 polegadas no quarto do que um aparelho antiga de 20 polegadas. Sabemos que, tecnologicamente falando, um equipamento de raios X de última geração tem mais qualidade técnica que um adquirido há 20 anos. Entretanto, para avaliar uma fratura completa da tíbia, ambos fazem o trabalho. A qualidade não técnica depende de vários fatores, desde a simpatia do profissional até a hotelaria e decoração do hospital ou da clínica. Os serviços em geral sofrem com mais uma variação: a do próprio cliente. Nos serviços, a percepção é diferente e depende também do que o cliente entende por qualidade. Se uma clínica oferece fácil estacionamento, por exemplo, isso não será percebido pelo cliente que usa transporte público ou vai de táxi. Do mesmo modo, um paciente que nunca frequentou hotéis cinco estrelas em Paris ficará mais encantado com a nova decoração do apartamento do que aquele que está acostumado a esses ambientes.

❏ *Velocidade* – varia de acordo com o tipo de serviço. Em uma rede de *fast-food*, o foco é ser rápido, mesmo que o sanduíche saia um pouco "torto". Mas em um restaurante *à la carte*, espera-se que a refeição demore um pouco para ser feita. Em alguns casos, a rapidez é até mal vista. Esse exemplo mostra a escolha da estratégia de velocidade nas duas organizações. Nos serviços de Saúde, principalmente hospitais, temos os dois casos dentro da própria organização. Comparem, por exemplo, uma emergência com uma ala de internação de pacientes crônicos. O tempo nessas duas unidades tem "passagens" muito diferentes. Por isso, a escolha dos funcionários para cada uma delas, por exemplo, deve ser feita com muito critério. Um excelente enfermeiro de uma ala de internação, por exemplo, pode causar danos se for alocado na Emergência e vice-versa. Em algumas organizações, por exemplo, viu-se a diminuição do tempo médio de atendimento médico em prol do aumento da produtividade. O gestor de operações deve pensar se, estrategicamente, essa redução compensa frente à possível perda de qualidade. O acesso às informações também depende de tempo. Quando uma organização troca todos seus prontuários em papel por um sistema informatizado que funciona adequadamente, há um ganho estratégico de tempo que influencia na qualidade técnica dos atendimentos.

❏ *Confiabilidade* – é referente a fazer as coisas no tempo certo e manter as promessas feitas aos clientes. É impossível fazermos promessas de resultados na área de Saúde, mas a organização pode garantir que pelo menos o processo será executado. Uma mulher grávida que pede licença no serviço e vai a uma clínica realizar o exame periódico de ultrassom não deveria perder quatro horas esperando um profissional que simplesmente não aparece. Médicos que atrasam suas consultas, por exemplo, são algumas vezes mal vistos por seus clientes. No caso do ultrassom, por exemplo, a empresa deveria ter avisado aos pacientes, com a maior antecedência possível, sobre a ausência do profissional ou colocado um substituto em seu lugar.

❏ *Flexibilidade* – é a capacidade de mudar para enfrentar uma situação inusitada ou melhorar o atendimento. Veremos nos próximos capítulos que os serviços de Saúde têm variações do número de clientes atendidos nos períodos de cada dia: manhã, tarde e noite. Algumas organizações, já prevendo que de manhã há mais atendimentos, alocam funcionários de outras áreas para o atendimento a clientes na recepção. Um enfermeiro de pronto-socorro, por exemplo, deve conhecer inúmeros procedimentos e saber aplicá-los – de modo rápido e correto – de acordo com cada caso.

❏ *Custo* – a definição do custo para cada serviço depende de suas outras decisões. Ao caprichar na hotelaria, por exemplo, um hospital acaba diferenciando seu preço de venda porque seu custo é aumentado para dar um conforto a mais ao paciente. Do mesmo modo, realizar boas negociações na aquisição de materiais e medicamentos também ajuda na redução dos custos e melhoria dos resultados da organização.

Em todos os casos citados, é fundamental o conhecimento do perfil dos clientes que você atende – e que gostaria de atender – para definir a estratégia de operações. Também é necessário o envolvimento das outras áreas da organização – do *marketing* à hotelaria – para aplicar essas decisões e manter a empresa totalmente alinhada.

Tipos de decisões em operações

Já vimos que a gestão de operações tem vários níveis de análise, desde o estratégico até o operacional. Em cada um deles, devem ser tomadas decisões de diferentes tipos, mas todas alinhadas.

Para prestadores de serviços de Saúde, há um modelo de tomada de decisão que nos ajuda a compreender melhor essas relações (Quadro 2.2). Variam a cada nível os tomadores de decisão, o prazo do planejamento e as funções de controle. As informações geradas e as decisões tomadas em cada um dos níveis devem ser compartilhadas por todos os níveis para que o alinhamento estratégico da organização seja alcançado. Afinal, se os gestores de área

Quadro 2.2. Níveis de tomada de decisão em operações

Nível	Tipo de Decisão	Decisores	Prazo	Tipos de Decisão
Planejamento estratégico	Qual a abrangência dos serviços prestados? Qual o perfil de clientes?	Diretoria e superintendência	2 a 5 anos	Especialidades atendidas; investimentos para recursos; terceirização; criação ou dissolução de unidades de negócio
Planejamento e controle de volume de pacientes	Quais os requerimentos de volume e capacidade da organização?	Diretoria e superintendência	1 a 2 anos	Número previsto de pacientes por grupo; nível de serviço para cada grupo; negociação de volume com planos de saúde e governo; previsão de níveis de ocupação ideais
Planejamento e controle de recursos	Quais os recursos alocados para cada especialidade ou grupos de pacientes?	Gestores de área e de especialidades	3 meses a 1 ano	Número de pacientes previstos por grupo e por especialidade; detalhamento dos requerimentos para cada grupo; alocação de recursos compartilhados e definição de prioridade de cada grupo para os recursos compartilhados
Planejamento e controle de grupos de pacientes	Como são alocados os profissionais para os atendimentos?	Gestores de área e de especialidades	2 semanas a 3 meses	Número de pacientes previstos, com análise de sazonalidade; necessidade de recursos para o atendimento; disponibilidade de recursos humanos e ambiente para suprir a demanda
Planejamento e controle do paciente	Quando tratamos cada paciente?	Especialistas, áreas e pacientes	Semanas a diário	Alocação individual de pacientes; priorização de pacientes para recursos compartilhados

Fonte: Adaptado de Vissers J et al. Frameworks for Health Operations Management. In: Vissers J & Beech R (ed.). *Health Operations Management*. Oxon: Routledge, 2005.

decidirem alocar os profissionais em determinado horário que não atenda o perfil esperado de clientes, compromete-se o sucesso operacional da empresa.

O ambiente em Saúde

Uma das maneiras de compreender as operações em clínicas, hospitais, consultórios e empresas de diagnóstico é analisar seu funcionamento organizacional e suas portas de entrada e saída. Isso é importante porque estes ambientes, por si só, representam várias unidades que podem ou não estar envolvidas no processo de atenção ao paciente. Cada uma delas tem características e necessidades específicas e, portanto, recebe atenção distinta quando se trata de gestão de operações.

Como a Figura 2.3 mostra esquematicamente, em um hospital, por exemplo, existem várias unidades de atendimento ao paciente e, dentro delas, os pontos de cuidados. Um modo de compreender as unidades é olhá-las por suas portas de entrada, como uma forma de organização da demanda hospitalar, que será discutida no Capítulo 6. Para o início do processo de atenção hospitalar, existem três vias de acesso: externa, emergência e interna. Essas entradas serão detalhadas quando forem discutidos os processos, no Capítulo 3.

Ao observar o hospital sob o ponto de vista de unidades de atendimento, encontram-se algumas que são independentes e outras cujos serviços e recursos são compartilhados por toda a organização. As primeiras são pontas de processo, cujos recursos são usados, geralmente, apenas pela própria unidade. Existem, por exemplo, as alas de internação; as unidades de terapia intensiva; o pronto-atendimento; os centros cirúrgicos; e os ambulatórios. As outras, compartilhadas, "prestam" serviço às demais e seus recursos acompanham o paciente por todo o fluxo hospitalar. Essa classificação, porém, não é exaustiva, já que a divisão de recursos entre mais de uma unidade de atendimento depende muito da estrutura de operações da organização. Por exemplo, encontra-se nas organizações uma ala de internação específica de Cardiologia, que é separada da de Pediatria. Entretanto, dependendo do nível de especialização da organização, pode-se até ver uma área específica para Cardiologia Pediátrica, que não se encaixa em nenhuma das anteriores.

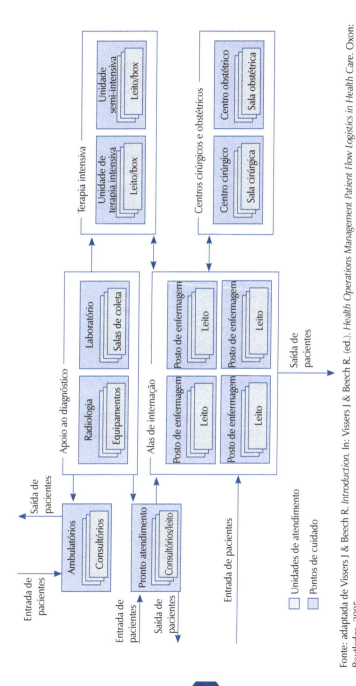

Fonte: adaptada de Vissers J & Beech R. *Introduction*. In: Vissers J & Beech R. (ed.). *Health Operations Management Patient Flow Logistics in Health Care*. Oxon: Routledge, 2005.

Figura 2.3. Unidades de atendimento e pontos de cuidados.

Além disso, mesmo "independentes", as unidades se relacionam entre si. As alas de internação recebem pacientes da emergência, como visto na Figura 2.3, mas podem também recebê-los diretamente. Um exemplo típico são as cesáreas, em que a mulher grávida agenda a cirurgia para ter seu bebê. Há diversos outros exemplos de internações eletivas, que são consequência, em muitos casos, de cirurgias.

Os prestadores podem ser classificados como organizações de estrutura funcional. Isto significa que estão organizados por departamentos que representam as já conhecidas especialidades médicas e algumas funções que são compartilhadas (centro cirúrgico, exames diagnósticos, UTIs etc.). Cada uma destas unidades – para pacientes internos, externos ou de emergência; terapia intensiva ou centro obstétrico; entre outras – pode apresentar subunidades, os chamados *pontos de cuidado*. No caso dos centros cirúrgicos, por exemplo, pode haver mais de uma sala de cirurgia e cada uma pode ser diferente das outras. Além disso, alguns pontos de cuidados podem ou não ser específicos para uma determinada enfermidade ou perfil do paciente. Existem, por exemplo, unidades de internação, cujos quartos são reservados para doenças infectocontagiosas, os quais possuem estrutura física distinta. Por outro lado, um leito de pronto-atendimento pode receber qualquer tipo de paciente.

Em consultórios isolados ou pequenas clínicas, essa estrutura é muito mais simples, mas pode manter a mesma classificação de entradas, unidades e pontos de cuidado.

Independentemente da complexidade, em uma organização com mais de uma unidade, temos a necessidade do planejamento e da gestão de recursos e materiais isoladamente em cada uma delas, como se houvesse miniestoques ou miniequipes. Cada posto de enfermagem, por exemplo, possui uma pequena área para armazenamento de materiais e medicamentos que possam ser utilizados sem que seja necessário solicitar ao dispensário central. O exemplo mais óbvio é o do pronto atendimento, que não tem como prever exatamente qual será sua demanda, nem esperar por um pedido. As unidades, se comparadas ao varejo, podem ser vistas como "filiais internas" da organização, que são abastecidas regularmente pelo centro de distribuição principal.

Layout em operações

Para melhor analisar o ambiente da organização, é importante conhecermos os três tipos básicos de *layout* físico em sistemas de operações para serviços: por processo; por produto; e posicional. A estrutura *por processo* é organizada por sua função. Nestes casos, tanto clientes quanto recursos devem ser movimentados até seus locais de armazenamento e consumo. O principal exemplo são as lojas de varejo, em que os produtos de função similar estão juntos. Porém, os diferentes setores normalmente não têm conexão entre si e o fluxo de clientes não segue uma sequência determinada.

Já no *layout por produto*, os recursos são arrumados de forma a executar o serviço em uma sequência estática. Quem se movimenta é o cliente e não tanto os insumos. O caso típico apontado pelos autores é dos restaurantes do tipo *fast-food*, em que os clientes entram na fila, pedem, pagam, recebem o produto, sentam, comem e vão embora.

Finalmente, no *layout posicional*, o cliente fica estacionado, enquanto a prestação de serviço e seus insumos são levados a ele. Em restaurantes *à la carte*, os clientes sentam-se às mesas enquanto garçons servem os alimentos.

Na complexidade do ambiente dos prestadores de serviços de Saúde, encontramos os três tipos de *layout*. Em ambulatórios, em que o paciente vai até o médico para a consulta, ou para realização de uma ressonância magnética, temos o por *produto*. Nos centros cirúrgicos, UTIs e alas de internação, a estrutura é *posicional*. E, se considerarmos o fluxo do paciente por todo o atendimento hospitalar, podemos classificá-lo como *por processo*.

Na Figura 2.4, que mostra a planta baixa de um hospital em Brasília, vê-se o *layout por processo*. Quando um paciente entra na emergência, é cadastrado na recepção e passa por atendimento nos consultórios (3) e, se necessário, vai ao setor de imagens para exames radiológicos (2) ou pode se consultar com um especialista no ambulatório (1). Se o caso exige, é encaminhado para cirurgia (4).

A realização de alguns exames diagnósticos, como raios X, ressonância magnética ou tomografia, segue a estrutura de *layout por produto*. Os pacientes são encaminhados às salas específicas e, depois, movimentam-se pelo hospital para os demais serviços.

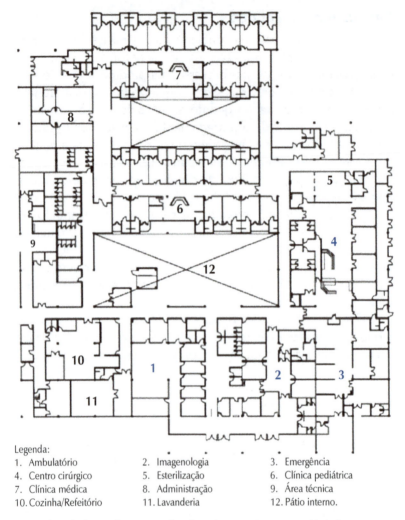

Legenda:
1. Ambulatório
4. Centro cirúrgico
7. Clínica médica
10. Cozinha/Refeitório
2. Imagenologia
5. Esterilização
8. Administração
11. Lavanderia
3. Emergência
6. Clínica pediátrica
9. Área técnica
12. Pátio interno.

Fonte: adaptada de Carvalho APAD et al. Análise pós-ocupação em uma unidade de centro cirúrgico. I Congresso Nacional da ABDEH IV Seminário de Engenharia Clínica, 2004.

Figura 2.4. Arranjos físicos – hospital.

Na Figura 2.5, que representa um centro cirúrgico, vê-se claramente o arranjo *posicional*. Para realização do procedimento, o paciente fica estacionário nas salas de cirurgia (10, em azul), enquanto os insumos são levados do posto (16), do depósito de

Gestão de Operações em Saúde
para hospitais, clínicas, consultórios e serviços de diagnóstico

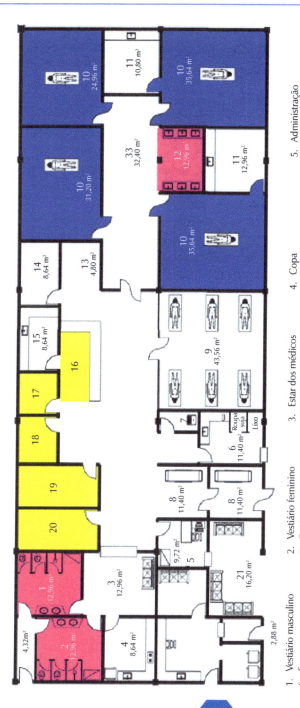

Figura 2.5. Arranjos físicos – hospital – centro cirúrgico.

medicamentos (17), do depósito de anestésicos (18), do departamento de materiais esterilizados (19) e da rouparia (20) (em amarelo). Além dos recursos materiais, os recursos humanos (cirurgiões, anestesistas, enfermeiros) também têm fluxo intenso dos vestiários (1 e 2) e da área de escovação (12) (em rosa).

Independentemente da estrutura das localidades de produção hospitalar, que podem variar em cada organização, os aspectos de sua operação apresentam alguns setores-chave para seu funcionamento. Outros departamentos, indiretamente relacionados, como as unidades de cuidado, também possuem características distintas que merecem atenção específica.

Cada uma delas tem necessidades de processos, suprimentos, estoques, capacidade, recursos, projetos, melhorias e tecnologia de informação (TI). Após essa visão geral da Gestão de Operações, nos próximos capítulos, entraremos mais a fundo em cada uma dessas áreas.

Para conhecer mais...

1. **Corrêa HL, Corrêa CA. Administração de produção e operações – Edição compacta – Manufatura e serviços: uma abordagem estratégica. São Paulo: Atlas, 2009.**
Este é o livro nacional que mais fala sobre serviços. São muito bons os capítulos introdutórios para nos aprofundarmos nas características da gestão de operações.

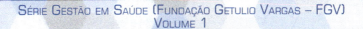

Capítulo 3

Desenho e Análise de Processos

Os processos são parte da gestão de operações. Observar uma organização sob o ponto de vista de processos é apenas uma das formas de análise. Poderíamos, por exemplo, examinar a empresa apenas por sua estrutura organizacional ou por seus indicadores financeiros, como custos e despesas. Contudo, quando descrevemos os processos, conseguimos também avaliar seus recursos humanos, físicos e de estrutura.

Todas as empresas, de produtos ou serviços, hotéis ou montadoras de automóveis, possuem processos. Estes são transformadores de entradas em saídas. Um processo comum em Saúde é a consulta médica. Nela, o paciente está sendo processado pelo profissional. Em uma farmácia hospitalar, há a transformação de matérias-primas em medicamentos acabados (Figura 3.1).

Existem dois tipos de entradas em um processo: as que transformam e as que serão transformadas.

No primeiro grupo estão os recursos de base que vão atuar nos processos. São as pessoas e as instalações. Em clínicas e hospitais, temos recepcionistas, médicos e enfermeiros. Também há consultórios, salas de procedimentos, equipamentos e centros cirúrgicos. Com exceção do desgaste dos bens físicos e humanos, esses itens não são transformados durante a operação: são os transformadores.

No segundo grupo estão os *materiais*, as *informações* e os *clientes*. Eles são modificados durante o processo. Nos *materiais*, temos todos os bens consumíveis em uma operação no hospital ou

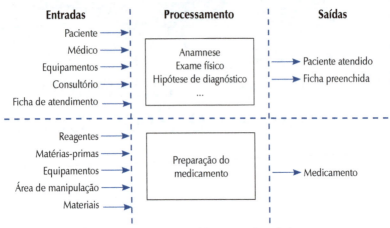

Figura 3.1. Entradas, processamentos e saídas em um hospital.

na clínica: medicamentos, gazes, ataduras, campos cirúrgicos etc. Também estão neste grupo os itens indiretamente ligados à atenção do paciente, como papéis, cartuchos de impressora, alimentos e material de limpeza. As *informações* também são transformadas: ao entrar no hospital, faz-se a ficha do paciente, que será modificada por todo o processo até ser transformada em uma conta hospitalar. Por fim, estão os próprios *clientes*. No caso da Saúde, são representados principalmente pelo paciente, mas não podemos nos esquecer de seus acompanhantes e familiares e das fontes pagadoras, que também sofrem transformações.

As saídas dos processos são as entradas transformadas. Apesar de parecer um pouco óbvio, há diferentes tipos de saídas quando falamos de organizações que possuem o *mix* de produtos-serviços, descrito no capítulo anterior. Temos itens intangíveis, como a condição do paciente, que pode ser atestada, mas não tocada, e a percepção do serviço por ele e seus familiares. Dos tangíveis, em processos internos, temos a produção de roupa suja após um procedimento cirúrgico ou a roupa limpa, após o processo de lavagem e higienização.

A principal saída do sistema de atenção médico-hospitalar é a própria prestação do serviço. Atenção à saúde é tradicionalmente uma atividade cujo compromisso é de prover os meios. É dar assistência com o máximo nível técnico, ético e de qualidade possível.

Ao contrário de uma indústria, em que os processos de qualidade restringem a quantidade de "defeitos", o estado do paciente não pode ser totalmente controlado, por mais que tenham sido aplicadas as melhores práticas de diagnóstico e de terapêutica. Assim, na maioria dos casos, não há compromisso com o resultado, como, por exemplo, a cura. Isso acontece pela existência de incontáveis fatores supervenientes em relação à Saúde. Em algumas especialidades específicas, existe o compromisso – até mesmo jurídico – com o resultado, como por exemplo, na cirurgia plástica e na contracepção, entre outros. Mas esta é uma visão recente na interface entre a Medicina e as normas jurídicas e também não é consenso. Além disso, há a qualidade percebida da prestação de serviço que, muitas vezes, faz com que o paciente retorne ou não ao prestador.

Tipos de processos

Há vários meios de descrever os processos de um hospital ou uma clínica. Cada um deles depende da abordagem da análise que você quer dar. Por exemplo, se o objetivo for avaliar como os materiais transitam pela organização, o processo deve ter como ator principal o próprio insumo: ele chega, é armazenado e é distribuído. Outra forma é ver sob a ótica do paciente, que é admitido, passa por diagnósticos e tratamentos até ter alta. Uma terceira visão é a do ponto de vista do profissional da recepção, que faz a ficha do paciente, solicita documentos, leva-os para escaneamento e fala com o convênio para liberar determinado procedimento. Desta forma, não há processos certos ou errados: há aqueles que interessam para análise da sua organização.

Os processos de transformação nos prestadores de serviços podem ser divididos em *clínicos*, *administrativos e de suporte*. Os processos *clínicos* são aqueles relacionados diretamente à prestação de serviço de Saúde ao paciente e envolvem atividades realizadas por profissionais e equipamentos da área como, por exemplo, exames diagnósticos ou procedimentos terapêuticos. Os *administrativos* são os de apoio à gestão da organização hospitalar, representados por faturamento, admissão do paciente e outros. Por fim, os processos *de suporte* são os que apoiam a prestação de serviço médico-hospitalar, como limpeza, lavanderia e cozinha.

Os processos clínicos interagem diretamente com o paciente e formam as atividades-base dos prestadores. No modelo de gestão de operações dos serviços de diagnóstico por imagem, por exemplo, o paciente é a base de seu planejamento. Assim, um modo de visualizar seus processos é sob o ponto de vista do seu atendimento, já que este é a sua principal atividade. O fluxo do paciente pelo serviço, também chamado de cadeia clínica, permite que todos os processos sejam acompanhados e é usado como base para as principais análises de gestão de operações, como será visto nos próximos capítulos.

Em um hospital, por exemplo, podemos descrever a passagem do cliente pela organização em três grandes etapas: a) admissão, b) diagnóstico e tratamento e c) alta (Figura 3.2). Para cada uma delas, há a atuação de subprocessos clínicos, administrativos e de suporte.

A admissão de um paciente pelo hospital pode ocorrer por três canais: externo, interno e emergência.

A via externa é aquela em que um paciente vai ao hospital para um atendimento planejado cuja duração é inferior a um dia. Na grande maioria dos casos, essas atividades são agendadas ou, pelo menos, previstas. Por este caminho, ele pode ir a uma consulta médica, realizar algum exame diagnóstico e até sofrer uma cirurgia,

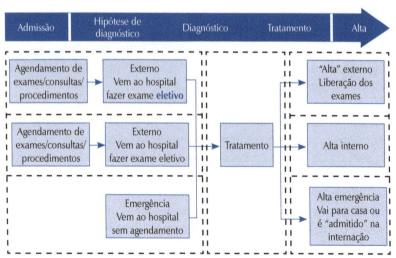

Figura 3.2. **Processo hospitalar básico sob o ponto de vista do paciente.**

desde que não precise passar a noite no hospital. Com a melhoria da qualidade técnica e médica, algumas operações que antes necessitavam de pelo menos um dia de internação, como a lipoaspiração, são hoje realizadas em menor tempo e permitem a liberação do paciente em menos de 12 horas. Esse conceito de atendimento é conhecido como *day-hospital*, hospital-dia ou *day-clinic*. As principais vantagens deste sistema são: para o paciente, permite que sua recuperação seja feita em casa; para o hospital e fontes pagadoras, reduz os custos.

Quando o atendimento tem a duração menor que 12 horas, mas não é planejado pelo paciente, é considerado emergencial. O paciente entra na organização hospitalar pelos chamados prontos--socorros ou unidades de pronto atendimento. Neles, pode receber diversos níveis de atendimento, do mais simples ao mais complexo. O papel destas unidades é tratar rapidamente do paciente e encaminhá-lo, seja para casa – dando alta médica –, seja para uma intervenção mais demorada, a internação.

Após a entrada no hospital, a fase de tratamento se dá de acordo com as especialidades médicas e o perfil do paciente. Os processos clínicos podem passar por uma ou mais unidades, de acordo com a necessidade do paciente. Uma pessoa pode entrar em um pronto atendimento, ser atendida pelo médico, realizar um exame radiológico e ser dispensada. Outra que seja admitida no mesmo momento pode sofrer uma cirurgia, passar alguns dias em uma unidade de terapia intensiva e, ainda, ser internada em uma das alas. Só depois de todos esses processos, o paciente pode ser dispensado, ou receber alta.

A alta hospitalar é dada, no primeiro momento, pelo médico, quando verifica que o paciente está pronto para deixar o hospital. Quando a condição não é o óbito, ele ainda passa pelo plano de alta, em que profissionais de diversas áreas – principalmente enfermagem – transmitem orientações a serem seguidas após a saída.

Durante o tratamento, muitas das atividades são executadas apenas pelo atendimento ao paciente por profissionais de Saúde – médicos, enfermeiros, psicólogos, nutricionistas, dentre outros. Esses serviços podem ou não ser complementados pelo uso de equipamentos que auxiliam o profissional na busca pela satisfação das necessidades dos pacientes. Os suprimentos são auxiliares ao processo, mas, em grande parte das vezes, constituem a base da prestação do serviço. Vamos abordar este tema com maior profundidade nos próximos capítulos.

Processos de suporte

Os processos de suporte são aqueles que auxiliam os processos clínicos, mas não têm interação direta com a prestação do serviço de Saúde. Sem eles, o hospital até poderia realizar suas funções, mas a qualidade do atendimento seria bastante prejudicada. Dos principais setores de suporte, podemos citar: cozinha, engenharia clínica, limpeza e suprimentos.

A cozinha é fundamental para a prestação dos serviços hospitalares, principalmente para os pacientes internados. Sua organização e seu funcionamento respeitam condições específicas e estão amplamente ligados aos serviços de nutrição, que fazem parte dos processos clínicos.

A engenharia clínica já foi muitas vezes confundida com o setor de manutenção do hospital. Porém, seu trabalho não é apenas de uma oficina, mas sim da organização física e do controle dos equipamentos.

Nos últimos anos, cada vez mais equipamentos são usados pelas organizações. E muitos deles são integrados aos sistemas de informação. Equipamentos de diagnóstico e sistemas cirúrgicos robóticos, como o da Vinci, passam pela gestão desta área.

O setor de limpeza é imprescindível no ambiente hospitalar. A partir dos anos 1990, houve um enorme crescimento nos casos de terceirização deste serviço. Entretando, a partir da segunda década do século XXI, muitas organizações preferiram "desterceirizar" para aprimorar a qualidade. As áreas de limpeza e de higienização são muito questionadas para terceirização, já que os hospitais têm necessidades muito específicas para esses serviços, regulamentadas pelo Ministério da Saúde e pela ANVISA – Agência Nacional de Vigilância Sanitária.

Processos administrativos

Os processos administrativos de um hospital não são muito distintos dos demais segmentos. Departamentos – como recursos humanos, faturamento, contas a pagar e receber e *marketing* – fazem parte do dia a dia dos prestadores. Essas áreas, apesar de não estarem diretamente ligadas ao paciente, possuem seus próprios processos e são auxiliares à prestação de serviço como um todo. Os hospitais têm uma característica que os distinguem da grande maioria dos serviços: não fecham as portas. Em feriados, fins de semana e durante a madrugada, esses prestadores de serviço médico funcionam, com possibilidade de atender os pacientes como se estivessem em sua atividade plena. Obviamente, nos horários de movimento reduzido, o número de profissionais ativos é menor e alguns trabalham apenas à distância, sendo chamados quando solicitados.

Os departamentos administrativos – exceto os de contato direto com o paciente – costumam funcionar em horário comercial, assim como alguns setores de apoio, como lavanderia, cozinha e suprimentos.

Além do trabalho ininterrupto, o hospital sofre sazonalidade que tem impacto direto na gestão de recursos humanos. Se uma ala de internação está com todos os seus 20 leitos ocupados, por exemplo, deve prover insumos e ter funcionários suficientes para dar cobertura a todos eles. Já se a taxa de ocupação é de 60%, mudam o estoque individual e, também, a necessidade de pessoal. Este cálculo de variação não é comum a muitos hospitais, porém diversas organizações utilizam este planejamento para otimizar a utilização de seus recursos humanos.

Toda a operação pode ser desenhada?

Alguns processos são facilmente desenhados, pois as atividades devem ser feitas sempre na mesma ordem para que os resultados sejam adequados. Por exemplo, antes de ministrar qualquer medicamento intravenoso, o profissional deve limpar a área da aplicação. Outros processos são mais difíceis de serem desenhados porque a sequência das atividades nem sempre é a mesma.

A escolha por uma das hipóteses de diagnóstico, por exemplo, não pode ser explicada por um passo a passo, pois cada profissional tem seu método individual de raciocínio. Isso não significa, porém, que o processo é totalmente livre, pois tem entradas, procedimentos e saídas semelhantes. Apenas a ordem das atividades não é apresentada. Nesses casos de tomada de decisão, pode-se indicar as necessidades de informação (no caso, dados clínicos do paciente) e de ferramentas de análises (resultados de exames, por exemplo). Desse modo, conseguimos estabelecer o que o processo precisa para ser executado, mas não exatamente como será feito.

Processos criativos e colaborativos também não podem ser descritos. É o mesmo de dizer que, para você ter uma ideia, precisa seguir alguns passos. Isto não acontece na vida real. Apesar de "criativo" não ser uma palavra indicada para processos em Saúde, a verdade é que, em emergências, muitas vezes contamos com a "intuição", *feeling* ou "experiência" do médico para salvar um paciente. Esse *feeling* não pode ser desenhado.

Processos que geralmente podem ser desenhados são os transacionais, cujas operações são repetidas no dia a dia e obedecem a uma sequência de decisões e passos. Ao fazer uma ficha do paciente, o funcionário da recepção preenche os campos do sistema, sem muito espaço para tomar suas próprias decisões ou ser criativo.

Para cada um dos casos, é necessário que o analista saiba identificar quais processos podem ou não ser desenhados e saber justificar sua opinião.

Análise de processos

A gestão de processos não inclui apenas desenhar as atividades. O desenho é apenas uma de suas tarefas. Para analisarmos os processos são necessárias três fases:

a. Desenho.

b. Compreensão do processo atual.

c. Desenho do novo processo.

Desenho do processo

Já ouvimos diversos casos de clínicas e hospitais que mobilizaram dezenas de pessoas para desenhar os processos da organização. E o que foi efetivamente feito com esses desenhos? Muitas vezes, acabam em pastas na estante ou ficam esquecidos nas gavetas dos gestores. Para que isso não aconteça, um projeto de desenho de processos deve ter pelo menos um objetivo de operações. Esse objetivo pode ser reduzir custos, analisar a variabilidade do processo ou a busca por pontos de melhoria. Independentemente de qual seja, é importante para o sucesso do projeto deixá-lo claro para a equipe e para a organização.

O desenho ou mapeamento de processos é a descrição de como estão relacionadas suas atividades. Vamos a um exemplo básico de uma consulta médica. O profissional recepciona o paciente no consultório e inicia a anamnese. Depois, realiza o exame físico e avalia se o paciente necessita ou não de exames complementares. Se necessitar, encaminha o paciente para a sala de exames e aguarda seu retorno. Quando o paciente volta, o médico avalia os exames e pode ou não gerar a hipótese de diagnóstico. Fim da consulta. Existem diversas técnicas de mapeamento de processos e a descrição citada é uma delas. Usualmente, entretanto, são usados símbolos gráficos em vez do texto corrido, por facilitar a leitura e a compreensão da sequência dos passos. Das técnicas de desenho, há várias opções, muitas delas bastante parecidas entre si.

A mais básica e utilizada para mapeamento de processos em operações tem origem na área de sistemas de informação, conhecida habitualmente como *fluxograma* (Figura 3.3). Mais recentemente, foi desenvolvida a *Business Process Modeling Notation* (BPMN), parecida com o *fluxograma*, mas que permite a representação de processos mais complexos por meio de símbolos voltados para a área de negócios (Figura 3.4).

Não importa que técnica você escolha, procure sempre usar uma que seja mais facilmente entendida pelo seu público. Afinal, você não está desenhando os processos só para você e sim para a organização como um todo. Além disso, sempre inclua uma legenda de símbolos em seu trabalho.

No Quadro 3.1 estão os símbolos mais comuns usados para mapeamento de processos com o fluxograma e com a BPMN. Reparem que as figuras são parecidas, mas a BMPN tem muito mais opções que o fluxograma clássico.

Entretanto, apenas conhecer as figuras não é suficiente para desenhar os processos de uma clínica ou de um hospital. Em organizações mais complexas, desenhar um mapa detalhado de atividades exige planejamento e muita atenção. Imagine desenhar os processos de um hospital de médio porte. Podemos começar pela entrada do paciente? Mas por onde ele entra? Pelo pronto-socorro ou pelo ambulatório? Ou veio fazer uma cirurgia eletiva?

Para "simplificar", vamos então separar o processos de entrada e focar apenas no pronto-socorro. O paciente entra no hospital. Ele deve ir direto à recepção? Ou passa pela triagem antes? E se o

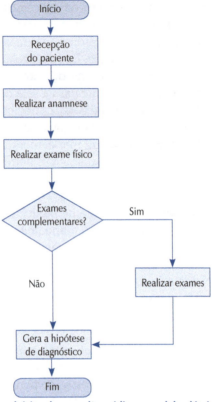

Figura 3.3. Fluxograma básico de consulta médica – modelo clássico.

paciente estiver em situação crítica e necessitar de atendimento de urgência? Como ficam a ficha e a triagem?

Repare que todas essas dúvidas surgiram e nós nem começamos o atendimento ao paciente! Imaginem, então, todas as possibilidades dentro de um hospital de grande porte.

Para ajudar o mapeamento de processos complexos, devemos começar pelo desenho de processos de alto nível, com menor quantidade de detalhes, chamado de *macroprocesso*. Neste nível, o processo pode ser simplesmente apresentado como entrada-processamento-saída, como já vimos anteriormente. Por exemplo, no nível mais amplo em um hospital, o paciente é admitido, é atendido e recebe alta (que inclui o óbito, nesse exemplo) (Figura 3.5).

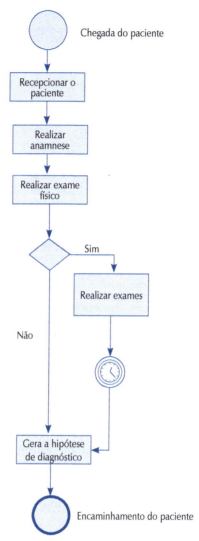

Figura 3.4. Fluxograma básico de consulta médica – modelo BPMN.

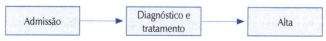

Figura 3.5. Macroprocesso hospitalar – fluxograma.

Quadro 3.1. Símbolos usados para mapeamento de processos

Fluxograma	Descrição	BPMN
	Mostra uma tarefa ou atividade de um processo	
	Indica que há um subprocesso que está definido em outra parte do documento	
	Indica uma tomada de decisão. É usado para decisões com duas opções (sim ou não, por exemplo)	
	Indica início ou fim de um processo. Se for início, pode indicar qual a ação que gera o processo (trigger)	
	Mostra a direção do fluxo de atividades	
Não há símbolo	Indica um evento intermediário – pode ser espera ou processamento	
Não há símbolo	Mostra a direção e fluxo de mensagens	

Descendo para o detalhe, a atividade "admissão do paciente" pode ser desenhada da seguinte forma (Figura 3.6). Esse nível ainda não é suficiente para fazermos análises precisas sobre a operação, mas permite que nos organizemos. É muito comum nos esquecermos de algum subprocesso quando não fazemos esse passo a passo.

Agora, vamos detalhar o processo de *admissão do paciente no pronto atendimento* (Figura 3.7).

Quando quebramos o macroprocesso em processos menores, é muito importante conferirmos se as atividades limites fazem sentido. No nosso exemplo anterior, a última atividade do processo *admissão do paciente no ambulatório* deve ser imediatamente anterior à primeira do *atendimento*. Isso porque não há nenhum outro processo ou atividade entre eles.

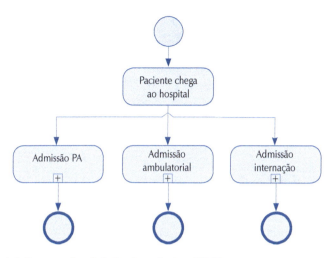

Figura 3.6. Processo de admissão de paciente – BPMN.

Um caso típico é o desenho de processo em centro cirúrgico (CC). Entre a preparação do paciente no quarto e sua admissão no CC, deve haver seu transporte, certo? Mas em muitos desenhos que já vi, a última atividade da preparação é *aguardar o transporte* e a primeira da admissão é *receber o paciente* (Figura 3.8). Ou seja, o paciente fica parado.

Dicas para desenho de processos

Mapear processos requer prática. Como vimos anteriormente, não adianta apenas sabermos os símbolos: temos que ficar atentos a diversos outros aspectos. Por isso, seguem algumas dicas:

- *Todos os fluxos devem ter uma só direção e um sentido: de cima para baixo, da esquerda para a direita.* Reparem nos fluxos anteriores. Essa é a forma mais legível, no mundo ocidental, de representarmos um processo. Algumas setas podem, é claro, ter direções contrárias para representar situações alternativas ou para compor a sequência. A Figura 3.9 mostra, à esquerda, um fluxo confuso. Já no lado direito, o diagrama é mais legível e conseguimos identificar facilmente, por exemplo, em que fase do processo as decisões são tomadas.

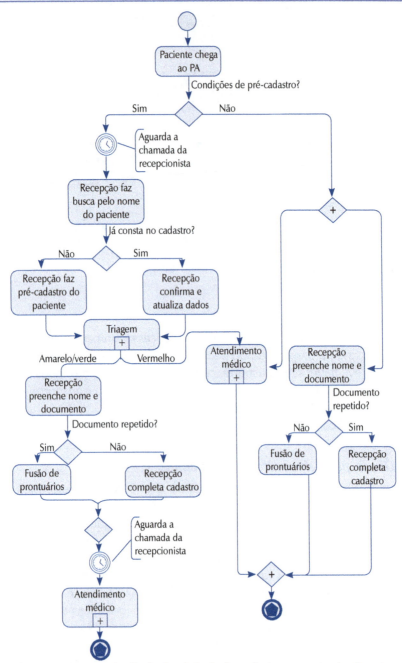

Figura 3.7. Processo detalhado de admissão de paciente em pronto-atendimento – BPMN.

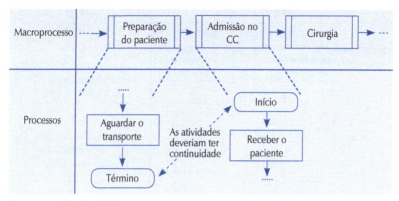

Figura 3.8. Continuidade entre processos.

- *Desenhe o processo na seguinte ordem: início, fim e meio.* Sim, devemos começar o desenho já indicando a primeira e a última atividade do processo. Isso ajuda a evitar as ligações erradas entre processos, como vimos nos exemplos anteriores. Depois de indicadas essas duas atividades, podemos dar continuidade ao trabalho, preenchendo o miolo entre elas.
- *Rascunhe antes de desenhar.* Dependendo da complexidade do processo, não adianta sentar sozinho em frente ao computador e achar que vai ficar pronto da primeira vez. Chame sua equipe, consiga um quadro branco ou *flip charts* e façam o rascunho do mapa. Uma dica é usar *post its* para indicar tarefas, principalmente em processos mais "controversos": em vez de riscar ou apagar um símbolo, você pode apenas transferir o *post it* de um lado para o outro.
- *Sempre coloque legendas.* Mesmo que seu desenho seja simples, nunca pressuponha que todas as pessoas entendem os símbolos. Além disso, você não deixa dúvidas sobre seu mapeamento. Em projetos com mais de um fluxo, você não precisa incluir a legenda em todos eles: basta incluir uma folha anexa que auxiliará em todos os desenhos.
- *Verifique e valide os desenhos.* Muitas vezes, somos chamados para mapear um processo de que não participamos diretamente. Nesses casos, fazemos entrevistas com as pessoas envolvidas nas atividades e levantamos as informações necessárias antes de iniciarmos os desenhos. Sempre que você estiver nesta situa-

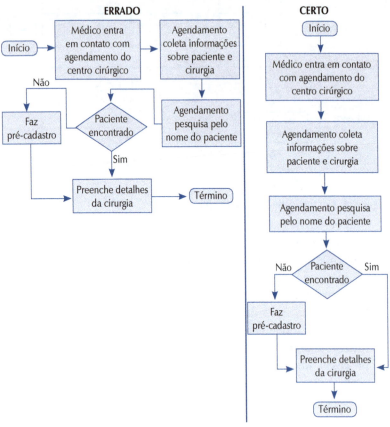

Figura 3.9. Direção e sentido em desenho de fluxo.

ção, não deixe de conferir com os entrevistados se o desenho está correto. Não adianta enviar um *e-mail* pedindo para dar uma olhada. Reúna-se, de preferência pessoalmente, e repasse com eles todos os passos. Se estiver tudo correto, não deixe de pedir uma aprovação por escrito – agora pode ser por *e-mail*. Se não estiver, volte ao computador e repita a conferência até tudo estar correto.

- *Decida o que e como será apresentado*. Em mapeamentos complexos, podemos ter uma enorme quantidade de fluxos. Há projetos em hospitais que geraram mais de 200 páginas de documentação. Para apresentar *esse* material para a superintendência da organização, preparamos cinco *slides* mostrando apenas como foi feito o levantamento e apontando quais os macroprocessos mapeados. E, de forma impressa, entregamos o conjunto completo. Entretanto, vimos uma apresentação de fluxos complexos – eram mais de 30 – que foi feita com *slides*. Além de não conseguirmos ver com detalhe as palavras dentro dos símbolos, a apresentação teve que ser finalizada na metade, por ir além do tempo planejado.

Compreensão do processo atual

O mapeamento de processos efetivo não fica completo apenas com o desenho das atividades. É importante identificar os autores de cada tarefa, a interação com outros processos, o resultado esperado, os clientes, a atividade inicial e outras influências.

Também é fundamental saber por que este processo está sendo analisado. Quais as possibilidades imaginadas de melhoria? Custo ou *performance*? Ou apenas para servir de base para o desenvolvimento de um novo *software*? O analista precisa ter esse objetivo em mente para saber o que fará com os resultados de sua análise.

Uma vez desenhados os processos e as atividades, é hora de analisá-los. O processo atual também é chamado de *as is* ("como é", em inglês). Algumas ferramentas são normalmente utilizadas para compreender melhor o funcionamento de cada um dos processos, sob o ponto de vista de custos, tempo de execução, variabilidade etc.

Swimlanes

Uma das mais utilizadas é a *swimlane*, em que o processo é dividido em faixas, como raias de piscina, para mostrar, por exemplo, quais os departamentos responsáveis por cada atividade (Figura 3.10).

As *swimlanes* também são usadas para analisar o nível de visibilidade de cada uma das tarefas. Visibilidade é o nível de interação entre os recursos da empresa (humanos ou materiais) e os

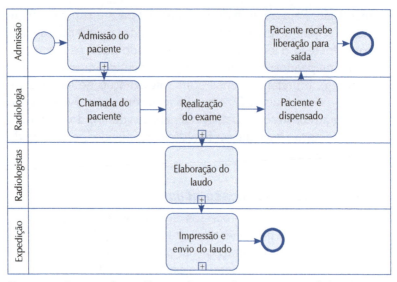

Figura 3.10. Processo de atendimento de um paciente para exame de imagem.

clientes. Hospitais, clínicas e consultórios têm atividades de atenção direta ao paciente, cuja exposição é maior do que, por exemplo, um processo de lavanderia. Mesmo que a roupa limpa – resultado do processo – esteja perto do paciente, como ela foi processada não pode ser avaliada pelo usuário do serviço. A análise da visibilidade busca identificar quais partes dos processos devem ser projetadas para melhorar a percepção do cliente sobre o serviço.

Tarefas precedentes e paralelas

Dois conceitos importantes na análise dos processos são tarefas precedentes e tarefas paralelas.

As tarefas precedentes definem as atividades que devem ocorrer antes das outras. Desse modo, não ficam "buracos" entre os processos e criam-se premissas para que eles sejam executados. No centro cirúrgico, por exemplo, o paciente não pode ser admitido se não tiver recebido a devida preparação para a cirurgia no quarto, da mesma forma que a cirurgia não pode ocorrer se não houver o transporte do paciente até a sala. Essas pequenas tarefas podem até ser simples, mas têm custo, demandam recursos e são fundamentais para o andamento do processo. Por isso, não podem faltar no desenho.

Quando analisamos tempo nas operações, muitas vezes o desenho dos processos fica confuso. Por exemplo, uma sala cirúrgica pode ser preparada *em paralelo* à preparação e ao transporte do paciente. A cirurgia, entretanto, só começa quando os dois estiverem completos. Para esse tipo de estudo, olhamos os processos

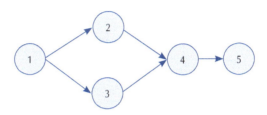

Código	Atividade	Predecessor
1	Chamada para a cirurgia	—
2	Preparação do paciente	1
3	Preparação da sala	1
4	Transporte do paciente	2 e 3
5	Admissão no centro cirúrgico	4

Figura 3.11. Diagrama de precedência de processo pré-cirurgia.

de forma ampla para identificar os paralelismos. Na Figura 3.11 podemos ver um exemplo.

Também na Figura 3.11, podemos ver as tarefas *sequenciais*, em que o início depende do término da anterior. Reparem que os símbolos usados não são os mesmos do desenho detalhado do processo. Aqui estamos apenas representando os grandes processos e alguns diagramas trazem, como no nosso exemplo, ícones distintos. Por isso, é fundamental termos legendas em todos os fluxos que prepararmos.

Vimos que o losango é usado, tanto no fluxograma clássico quanto no BPMN para indicar decisão. Porém, o BPMN possui variações do losango. Uma delas permite que indiquemos tarefas paralelas (Figura 3.12).

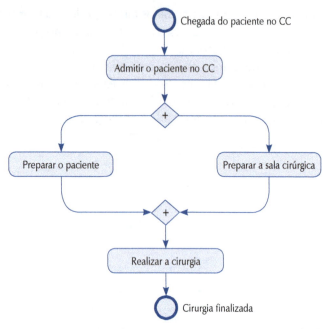

Figura 3.12. Modelo de utilização do losango no fluxograma BNMP para indicar tarefas paralelas.

Nessa análise, conseguimos identificar quanto tempo realmente leva a preparação para uma cirurgia. Se usássemos apenas os desenhos originais, sem o paralelismo, calcularíamos um tempo muito maior. Isso teria impacto no planejamento da capacidade do processo, que veremos no Capítulo 6.

Variabilidade das atividades

A variabilidade de um processo, seja de tempo ou recursos, é dada pelas diferenças nas tarefas e entre as suas etapas. Por exemplo, os recursos destinados à atenção dada a um paciente baleado e a um com resfriado são totalmente diferentes.

Outro fator de causa variabilidade do tempo dos processos é o tempo da chegada de um cliente. Se a recepção leva cinco minutos para preencher cada cadastro e chega um paciente a cada cinco minutos, não haverá formação de filas. Entretanto, ao chegarem dois pacientes no mesmo período, não há como "processá-los" sem espera, a não ser que aumentássemos o número de funcionários ou diminuíssemos o tempo de cadastro.

Isso nos leva à *Teoria das Filas*, uma área da pesquisa operacional (ver Capítulo 8) que estuda o processamento dos clientes nas operações de serviços. No estudo das filas, existem os fatores reais e psicológicos. Há vários anos, realizei uma pesquisa em uma clínica de pronto-atendimento, em que 87% das reclamações dos pacientes eram sobre o tempo de espera para atendimento médico. Realmente, a média de espera era de aproximadamente 30 minutos. A clínica estava instalada em um prédio em que não havia espaço para expansão. Mesmo que fossem chamados mais profissionais, não haveria local para o atendimento. Também não poderia "expulsar" os pacientes ou pedir que voltassem depois. A solução, então, foi "melhorar a qualidade da fila". A troca para cadeiras mais confortáveis, a criação de um espaço para café dos acompanhantes e a colocação de televisores em vários pontos da recepção não diminuíram o tempo que os pacientes aguardavam, mas reduziu o número de reclamações em 60%.

Desenho do novo processo

Agora que conhecemos o processo atual, a primeira coisa a fazer é definir o que queremos fazer com ele: deixá-lo como está, modificá-lo, melhorá-lo, substituí-lo ou excluí-lo. As análises feitas anteriormente nos dão dados suficientes para tomarmos essa decisão.

Por exemplo, quando informatizamos a prescrição eletrônica, o processo anterior de preencher o formulário em papel; transportar essa informação para a farmácia; conferir a prescrição e separar os medicamentos é modificado para atender à tecnologia. Some, por exemplo, a transferência manual do papel e entram, provavelmente, controles que apenas o computador pode fazer. Afinal, papéis não exigem *login* e também não nos avisam quando fizemos algo errado. Outro caso é o de fechamento de faturamento em prestadores para envio para as operadoras. Há alguns anos, ainda era necessário enviar fisicamente as guias e a lista de pagamentos para os convênios. Atualmente, com a tecnologia, muitos destes subprocessos simplesmente foram abolidos das organizações.

Mexemos nos processos para adequá-los ao nosso dia a dia. Os novos processos, também conhecidos como *to be* ("a ser", em inglês), devem passar pelas mesmas atividades de desenho e análise antes de serem aprovados. Em alguns casos, fazemos simulações para testar a nova solução. Isso pode ser feito isolado do resto da organização, como um ensaio ou treinamento prático, ou pode ser aplicado em apenas uma área. Um grande hospital de São Paulo queria modificar seu processo de administração de medicamentos a pacientes internados e utilizar leitura de código de barras à beira do leito para garantir que a cobrança do medicamento fosse correta e reduzir as perdas de estorno, quando o item não fosse utilizado. Para isso, desenhou o processo e o implantou apenas em uma das alas do hospital durante dois meses. Além do novo desenho, houve treinamento para os funcionários, instalação dos equipamentos e integração das informações de leitura do código de barras com o *software* de gestão hospitalar. Apenas depois do sucesso dos dois meses foi decidido implantar o sistema em toda a organização.

Uma dica para elaboração de processos *to be* é a reunião de pessoas de diversas áreas relacionadas para geração de ideias. Uma sessão de *brainstorm* antes do primeiro rascunho do novo processo é interessante para ouvirmos ideias criativas e ajuda-nos a pensar "fora da caixa". *Brainstorm* – ou tempestade de ideias – é um método de dinâmica de grupo usado para geração de ideias criativas para qualquer finalidade. A diferença entre ele e outras reuniões é que não são permitidas críticas a nenhuma ideia. Além disso, quanto mais ideias forem geradas, melhor. Após a sessão, os organizadores filtram e analisam todas as sugestões. Às vezes, um funcionário que não está no dia a dia consegue enxergar oportunidades que não vemos, por estarmos muito próximos às atividades.

Os processos geralmente são o ponto de partida do planejamento de recursos e capacidades e da melhoria de *performance* dos programas de qualidade. Essa melhoria pode ser de qualidade, custos ou no atendimento técnico ao paciente.

Para conhecer mais...

1. **Slack N, et al. Gerenciamento de Operações e de Processos. São Paulo: Bookman, 2008.**
   O capítulo 5 deste livro traz análises sobre gestão de processos e um extra só sobre cálculos de gestão de filas.

Capítulo 4

Gestão de Suprimentos

Os hospitais, clínicas e consultórios fazem parte de um segmento de mercado conhecido pela grande variedade de produtos que utiliza na prestação de serviço ao paciente. Como já falamos anteriormente, apesar da intangibilidade sempre atribuída ao setor de serviços, mais clara em consultorias e bancos, as atividades hospitalares dependem muitas vezes de itens tangíveis para que sejam executadas. Este conjunto é chamado de *pacote produto-serviço*. Por exemplo, em uma consulta médica, o profissional pode realizar o atendimento sozinho e resolver o problema do paciente sem utilizar qualquer outro tipo de recurso. E os medicamentos? Em alguns casos, como em resfriados, a recomendação médica é que os pacientes tomem líquidos e repousem – que não constituem insumos hospitalares. Ou, ainda, os medicamentos podem ser prescritos para uso fora do hospital. Porém, em um procedimento cirúrgico, medicamentos, materiais e próteses são imprescindíveis para sua realização. Sem esses insumos, o procedimento em si não existe. Além disso, a importância dos suprimentos também reside no aspecto econômico, uma vez que entre 17 e 35% da receita dos hospitais provêm de sua utilização.[1] Essa "revenda" é responsável também por 50% dos lucros das organizações.[2]

---

1. Nathan & Trinkaus, 1996
2. Machline, 2007

Para que esses insumos estejam disponíveis para a organização, são necessárias várias empresas trabalhando em conjunto. Esse grupo é chamado de cadeia de suprimentos e sua gestão compreende as atividades de planejamento, organização e controle de todos os processos que envolvem a aquisição, o armazenamento e a distribuição dos itens. Uma cápsula em um *blister*, por exemplo, chega ao hospital de um distribuidor que, por sua vez, adquiriu-a de uma indústria farmacêutica. Mas o processo não acaba aí. O laboratório teve que adquirir embalagens e matérias-primas para a produção daquele medicamento e relacionou-se com indústrias químicas e de plásticos e alumínio. Toda essa integração representa a complexidade da cadeia de suprimentos para a aquisição de uma simples cápsula de medicamento.

Cadeia de suprimentos

Hospitais, clínicas e consultórios não estão isolados no ambiente corporativo, principalmente se falarmos sobre suprimentos. Como já visto no capítulo de cadeia de valor, os prestadores de serviços fazem parte de um conjunto de organizações que se relacionam entre si para a venda e compra de produtos e serviços.

Para avaliarmos o desempenho e a importância de uma cadeia de suprimentos, há quatro fatores-chave: *estoque, transporte, instalações e informação*.

Estoque são os produtos de matéria-prima, de processamento e acabados na cadeia de suprimentos. São os recursos já transformados como materiais, informação, dinheiro e clientes (entradas que já passaram pelos processos), mas também podem ser considerados como os recursos que ainda serão transformados.

No ambiente hospitalar, são aqueles que fazem parte – direta ou indiretamente – do processo de atendimento do paciente. Os insumos materiais têm um significativo papel na prestação de serviços de Saúde. Além disso, podem passar por processos de produção e transformação dentro dos hospitais. É o caso do fracionamento de líquidos para dispensação ao paciente ou preparação de doses individuais e unitárias. Com isso, o que poderia ser apenas matéria-prima para a execução de procedimentos ganha importância nos processos internos de manipulação na cadeia de suprimentos.

O estoque é mantido para compensar o período entre a reposição dos suprimentos e a demanda pelos produtos e, como veremos adiante, uma das principais metas de uma boa gestão de materiais é reduzir ao máximo esse tempo. No próximo capítulo, falaremos com mais detalhes da gestão de estoques.

O papel do *transporte* na cadeia representa a transferência dos produtos em seus diferentes estágios pelas unidades da empresa ou até o cliente final. Os meios usados para transferência dos suprimentos pelos elementos da cadeia refletem na sua eficiência e capacidade. O transporte dos insumos hospitalares está diretamente relacionado ao seu tipo e à característica do próprio atendimento. Não importa apenas do que os produtos precisam para seu transporte, mas também para que serão usados. Essa dependência é um dos fatores que diferenciam a cadeia hospitalar dos outros segmentos e aumentam sua complexidade.

As *instalações* são as configurações dos locais de distribuição. Este termo é muito comum nas indústrias para distribuição de produtos manufaturados, mas o conceito pode ser aplicado às áreas intermediárias de armazenagem no hospital. Esses pontos são também chamados de camadas (*echelons*, em inglês) e são muito comuns nas discussões sobre armazenamento no setor de varejo, que possui unidades espalhadas em diferentes regiões geográficas. No ambiente hospitalar, vê-se claramente um modelo de multicamadas, porém dentro da própria organização: é composto por almoxarifados, farmácias centrais e farmácias-satélites, como veremos com mais detalhes no Capítulo 5.

O último item, *informação*, é visto como elemento-chave da cadeia, uma vez que é imprescindível para seu próprio funcionamento. Também é fundamental na prestação de serviços médicos. Os avanços de TI ocorrem em velocidades distantes nos vários setores do mercado. Porém, não é a inexistência de sistemas o maior obstáculo para a gestão de materiais dos hospitais, e sim a falta de integração entre a informação gerada pelo negócio e a contida nos sistemas de controle de inventários.

A área hospitalar tem muito a aprender sobre o gerenciamento de seus suprimentos. Existe uma crença de que o setor de Saúde está 30 anos atrasado nas abordagens de gestão de suprimentos. O uso de metodologias e técnicas de gestão da cadeia de suprimentos pode melhorar a competitividade *e* os resultados financeiros das empresas.

Na Quadro 4.1 estão as principais diferenças entre a visão da indústria e a do setor de Saúde quanto à cadeia de suprimentos.

Uma forma de visualizar a cadeia de suprimentos em Saúde é pela diversidade dos canais de distribuição. A Figura 4.1 apresenta uma esquematização dos principais fluxos de suprimentos, que também foi dividida em duas subcadeias distintas: a externa e a interna. Esta figura, porém, não detalha as distribuições internas de maneira adequada e agrupa os setores de almoxarifado, armazém e farmácia em apenas um nível. A divisão deles em multicamadas é uma das principais características da cadeia interna dos prestadores. A existência desta grande quantidade de "pontos de integra-

Quadro 4.1. Abordagens da cadeia de suprimentos da indústria *versus* área de Saúde

Indústria	Saúde	Comentário
Foco no custo total da cadeia de suprimentos	Custo unitário	A área de Saúde não pensa na otimização de custos de toda a cadeia; a preocupação é, normalmente, conseguir apenas o preço mais baixo para um produto
Foco na melhoria de qualidade e processos	Foco na administração da cadeia com base nos orçamentos	Somos acostumados a trabalhar sobre um orçamento; então às vezes não nos preocupamos em melhorar nada, desde que "estejamos dentro dele"
Cadeia de suprimentos como oportunidade para inovação	Cadeia de suprimentos como um centro de custo a ser gerenciado	A área de suprimentos é apenas um centro de custos; geralmente não tem atenção estratégica da organização
Integração acima e abaixo	Foco em processos departamentais	Na indústria, o setor de suprimentos está alinhado à organização; nos hospitais, trabalha como se fosse uma empresa à parte
Visibilidade de dados internos e externos	Falta de estratégia de sistemas de informação	A integração dos sistemas de informação hospitalar aos de suprimentos é muito fraca. Temos pouco acesso a informações consolidadas sobre produção versus uso de insumos
Planejamento por demanda	Planejamento reativo	Nosso planejamento ainda é reativo, apesar de já usarmos ferramentas de previsão de demanda

Fonte: Burns LR & Degraaff R. A. Importance of the Health Care value chain. In: Burns L (ed.). *The Health Care Value Chain.* New York: Jossey-Bass, 2002.

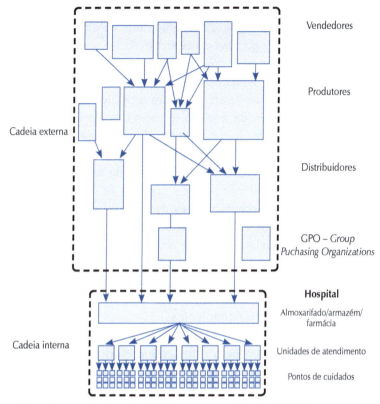

Fonte: Arthur Andersen. *Stockless Materials Management: how it fits into the healthcare cost puzzle.* Washington: HIDA Educational Foundation, 1990

Figura 4.1. Cadeia de suprimentos hospitalar.

ção" na cadeia interna é uma das justificativas dos altos custos de administração dos materiais em relação a outros segmentos.

Neste capítulo, o foco é na cadeia externa. Deixaremos a descrição e a análise específica da cadeia interna para o próximo capítulo, de Gestão de Estoques.

Cadeia externa

As melhores práticas em gestão de suprimentos incluem o alinhamento dos sistemas externo e interno com fornecedores e consumidores, com a finalidade de melhorar o fluxo de informações e de produtos. Buscamos, com isso, balancear o nível de disponibilidade dos produtos, fator crítico em hospitais, e os custos necessários para atingir essa capacidade. Assim, o ônus de manter um inventário existe para tentar garantir uma quantidade mínima constante dos itens. Esses objetivos parecem conflitantes entre si, mas existem propostas de solução para a política de cadeia de suprimentos externa ligada a preço unitário dos produtos, tamanho físico e criticidade dos itens. Algumas dessas soluções, que serão apresentadas no próximo capítulo, possibilitam o aumento do nível de serviço e a redução dos custos de gestão de materiais.

Mesmo unindo informações precisas de suprimentos e de dados médicos, a imprevisibilidade da demanda hospitalar existe. Em um supermercado ou uma fábrica de computadores, estudos com base nas características mercadológicas, sociais e econômicas dos clientes auxiliam na previsão da demanda. Em Saúde, grande parte dos casos não obedece às particularidades de uma fatia do mercado baseada em perfis socioeconômicos, mas em suas características epidemiológicas.

As epidemias do H1N1 em 2009 e a do Coronavírus em 2020 e 2021 ilustram bem este cenário. Todos sofreram com a falta de máscaras, luvas e álcool gel, principalmente nos primeiros meses.

Um dos modelos de organização de cadeia de suprimentos se baseia nas características de demanda dos produtos. Os produtos são classificados em funcionais e inovadores e necessitam, respectivamente, de cadeias eficientes e responsivas. Os itens funcionais são aqueles que satisfazem as necessidades básicas das pessoas e que possuem uma demanda previsível e longos ciclos de vida. Os inovadores, por sua vez, são produtos novos ou customizados, com margens mais agressivas e, também, com maior imprevisibilidade de demanda.

As chamadas *cadeias eficientes* para os itens funcionais são mais estáveis, mas necessitam de soluções inteligentes para aumentar suas capacidades de aprimorar o processo produtivo. O uso de tecnologia para organizar informações de mercado e integrar os elos é um dos principais fatores de sucesso do gerenciamento dos suprimentos e da produção.

Já nas *cadeias responsivas*, para os produtos inovadores, um dos principais fatores que os caracterizam é a incapacidade de prever a demanda. Para isso, algumas empresas utilizam o chamado *alinhamento dinâmico*, em que a cadeia de suprimentos é vista como algo mutável e não estático. Nesse modelo, o ponto-chave da gestão de suprimentos são as pessoas atendidas por essas empresas, os clientes. Para este grupo há a cadeia responsiva, um conjunto de etapas para aprimorar sua cadeia e gerar respostas rápidas:

❑ *Aceitar a incerteza:* as empresas devem classificar corretamente seus produtos a fim de compreender que as demandas de alguns deles são menos previsíveis que as demais. A aceitação deste fato permite que as empresas utilizem níveis de certeza menores e que reconheçam que o maior risco é inerente ao produto.

❑ *Reduzir a incerteza:* aceitar a incerteza não significa deixá-la solta – é importante colher todas as informações disponíveis e desenvolver modelos e índices que ajudem a diminuir o risco.

❑ *Evitar a incerteza:* aumentar a flexibilidade do processo de produção é uma maneira de se desviar da incerteza. Isso permite que a produção comece logo após a demanda.

❑ *Proteger-se da incerteza:* com a redução ou o desvio da demanda, as empresas podem se proteger da insegurança dos índices.

O setor de Saúde é naturalmente menos flexível para lidar com a demanda, devido a sua incapacidade de inventariar serviços. Além dele, o mundo da moda também deve se mostrar mutável para se adequar aos desejos de seus clientes. Um caso de sucesso desta área de negócios é o da Zara, empresa espanhola, que utiliza um modelo híbrido para gerir sua cadeia de suprimentos. Nele, consideram-se alguns produtos como sendo funcionais e outros, como inovadores. Uma das táticas utilizadas é a capacidade de visualização da demanda assim que ela ocorre e uma resposta rápida de toda a cadeia, desde o *design* e a separação dos materiais básicos, até a distribuição final para as lojas de varejo. Porém esta eficiência só é possível devido à integração das áreas de *Marketing* e Produção.

No Capítulo 6, exploraremos com maior profundidade os desafios do planejamento de demanda para os prestadores de serviços de Saúde.

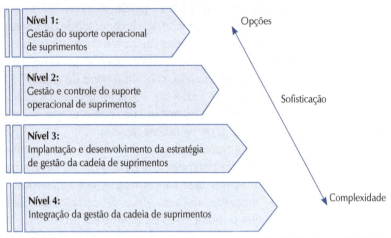

Fonte: Smeltzer LR & Schneller ES. *Strategic Management of the Health Care Supply Chain*. John Wiley Professional, 2006.

Figura 4.2. Níveis de desenvolvimento da cadeia de suprimentos.

Estágios de desenvolvimento

Existem quatro níveis de desenvolvimento da cadeia de suprimentos dos prestadores de serviços de Saúde, com foco nos processos de compra, planejamento e relacionamento com fornecedores (Figura 4.2). Apesar de não considerar a cadeia interna, é importante compreendermos alguns modelos utilizados pelas organizações.

No primeiro nível, de *gestão do suporte operacional de suprimentos*, as operações são gerenciadas pelos departamentos de compra e não há estratégias formais de relacionamento com fornecedores, distribuidores ou grupos de compra. A definição das aquisições é feita principalmente por base em preço. Os sistemas de informação não são integrados à cadeia de suprimentos. Nesse grupo, a gestão de materiais não tem muita visibilidade organizacional e atua apenas operacionalmente no prestador. Grande parte das organizações de Saúde está neste nível. A preocupação principal está apenas no custo de aquisição dos produtos e não no relacionamento com fornecedores. Essa condição não depende apenas do prestador: a cultura da relação "além do preço" também deve estar embutida no distribuidor, o que não ocorre em muitos casos.

No segundo nível de desenvolvimento, de *gestão e controle do suporte operacional de suprimentos*, busca-se o início das relações com participantes da cadeia externa. As métricas ainda se baseiam em preço de compra, mas existe preocupação quanto a custos por procedimentos ou por unidades. A orientação da gerência é mais tática do que operacional, porém a visibilidade das informações ainda é limitada. Várias organizações de Saúde já estão neste nível, que busca agregar ao fator de custo itens como condições de pagamento e entrega. Para itens críticos ou de difícil aquisição, é um modelo comum encontrado nos prestadores.

O degrau de *implantação e desenvolvimento da estratégia de gestão da cadeia de suprimentos* focaliza as relações com fornecedores e com as unidades internas. Há, neste ponto, compartilhamento de informações e reconhecimento dos vários momentos de desenvolvimento dos diferentes tipos de materiais e medicamentos. Veremos no próximo capítulo que há situações em que o fornecedor acaba "entrando" nos prestadores e auxiliando no planejamento e na reposição de insumos.

No nível mais complexo de desenvolvimento está a *integração da gestão da cadeia de suprimentos*, caracterizada por esforços para obtenção de vantagens competitivas por meio da gestão de materiais. Nesta etapa, é necessária completa integração dos sistemas de informação, tanto os internos quanto os com fornecedores, distribuidores e parceiros.

O relacionamento na cadeia de suprimentos é fundamental para a boa gestão dos estoques, pois está diretamente ligado aos processos de planejamento, compra e reposição, que veremos no próximo capítulo.

Para conhecer mais...

Muitos pesquisadores acham que textos com mais de cinco anos são "velhos" demais. Mas textos bons não têm idade: eu considero estes dois como clássicos e ainda muito válidos no mercado de Saúde.

1. **Baltacioglu T, Ada E, et al. A New Framework for Service Supply Chains. Service Industries Journal 4. 2007; 27(2): 105-12.**

Traz um modelo de gestão de suprimentos específico para a área de serviços.

2. **Smeltzer LR, Schneller ES. Strategic Management of the Health Care Supply Chain. San Francisco: John Wiley Professional, 2006.**

   Um dos melhores textos que encontrei sobre os aspectos estratégicos da gestão da cadeia de suprimentos na área de Saúde.

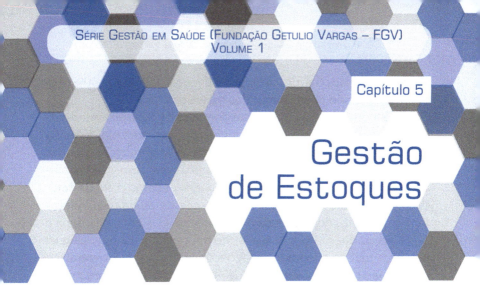

Capítulo 5

Gestão de Estoques

Cada uma das empresas envolvidas na cadeia de suprimentos possui seus estoques, que são a fonte principal de seu funcionamento. Hospitais, clínicas, consultórios e serviços de diagnóstico não são diferentes. A administração destes estoques, que é parte da gestão de suprimentos, é muito importante para a manutenção das atividades das organizações. Por isso, não é interessante a falta de algum item ou o excesso de outro, que pode levar à perda de validade do produto.

Uma das principais atividades e desafios da gestão de estoques é a definição da quantidade de cada um dos itens. Há muita incerteza sobre muitos deles. Ao mesmo tempo, vários possuem uma demanda relativamente constante. Nestes casos, a reposição pode ser mais facilmente prevista. Um fator que tem grande influência é o surgimento de novas medicações ou materiais cirúrgicos, que levam certo tempo até serem absorvidos pela classe médica. Um dos casos mais conhecidos é o do uso de *stents*, cuja tecnologia transformou o modo como se realizava cirurgias cardíacas e cuja evolução, com medicamentos embutidos no material para liberação controlada, causou a rápida substituição dos modelos antigos pelos novos.

A gestão de materiais não é vista como uma das operações mais importantes para o negócio, apesar de os suprimentos serem o segundo maior grupo de gastos. Os números variam de acordo com o tipo de pesquisa e a organização estudada. Dados da ANAHP

(Associação Nacional de Hospitais Privados) falam em 40% das despesas, ficando atrás apenas dos gastos com pessoal.

Estoques geram custos além dos valores pagos pela sua aquisição. Quando vamos a um supermercado, por exemplo, além do preço dos produtos, gastamos combustível do automóvel e algumas horas do nosso dia. Combustível e tempo, neste caso, são chamados de *custo de obtenção*, também conhecidos como custo de aquisição ou de pedido. Além disso, quando chegamos em casa, colocamos os produtos nos armários e na geladeira. Gastos com limpeza e organização das prateleiras e a luz do refrigerador, além do aluguel daqueles metros quadrados específicos também devem entrar na conta e são chamados de *custos de manutenção*. No decorrer deste capítulo, veremos estes conceitos com mais detalhes e os principais desafios da gestão de materiais, como sua avaliação e controle.

Vamos começar entendendo a composição dos insumos que utilizamos no dia a dia das operações.

Composição dos insumos

Os suprimentos hospitalares recebem diversas classificações, funcionais ou contábeis. Para que sejam classificados, devem ser identificados e codificados. Essa organização permite ao gestor administrar seus estoques. Se quisermos, por exemplo, saber quantos itens de determinado medicamento temos em estoque ou quantos tipos de anti-inflamatórios há no hospital, temos que conhecer e identificar cada um deles.

Um termo muito usado é o SKU *(Stock Keeping Unit* – unidade de manutenção de estoque*)*, que representa uma unidade individual e distinta de item em estoque. No nosso exemplo acima, para sabermos quantos tipos de anti-inflamatórios – não unidades de cada um deles – temos no estoque, perguntaríamos quantas SKU temos deste tipo. Hospitais de médio e grande porte no município de São Paulo chegam a comportar até 15.000 SKUs, sendo entre 5.000 e 7.000 apenas de medicamentos e materiais.

Codificação é, portanto, diferente de classificação. Codificamos um item para identificá-lo. Se olharmos qualquer produto industrializado, por exemplo, veremos um código de barras em sua embalagem. Esse código identifica aquele produto especificamente em qualquer ponto da cadeia de suprimentos, seja no fabricante ou no ponto de venda. Veremos adiante alguns formatos de codificação de produtos. Uma vez dado um código a um item, não se deve alterá-lo para não perder sua identidade. Classificação, por sua vez, é a atividade de agrupar itens de acordo com suas características. As classificações, ao contrário da codificação, podem ser feitas de diversas maneiras, de acordo com o tipo de análise esperado. Por exemplo, quando queremos agrupar cartas de um baralho, podemos usar como parâmetro a cor – vermelho ou preto –, o naipe – copas, ouros, espadas e paus – ou se é figura ou número. Na gestão de estoques, também temos várias possibilidades. Algumas delas, que serão vistas com mais detalhes ao longo do capítulo, são: por tipo, por criticidade e pela relação com a prestação do serviço.

Codificação de produtos

O uso da informática foi um dos fatores que alavancaram o uso de códigos para identificação de produtos. A partir da década de 1970, muitas organizações começaram a usar os MRPs (*Material Resource Planning* – planejamento de recursos materiais) para controlar suas operações, registrando entradas e saídas de insumos. A partir daí, os *softwares* evoluíram para uma gestão integrada da organização e, assim, mantiveram a necessidade do uso de um código específico para identificação de materiais.

No supermercado, por exemplo, os caixas fazem a leitura do preço dos produtos por meio do código de barras. No sistema de informação da loja existe um banco de dados informando que aquele código – número – específico deve retornar o preço indicado.

Nos prestadores, já se vê amplamente o uso do código de barras. Essa leitura não é apenas usada em materiais, mas também para identificação de pacientes. Além do controle dentro do setor de estoques, a codificação pode ser usada para rastrear os itens desde a produção até a dispensação para o paciente. No Brasil, foi aprovada a Lei 11.903/2009, que iniciou a discussão sobre rastreamento de medicamentos. Em 2016, foi promulgada a Lei 13.410, que fez alterações na Lei anterior e instituiu o Sistema Nacional de Controle de Medicamentos. O objetivo é reduzir a falsificação e o roubo destes insumos, que chegam a 25% do volume comercializado no Brasil. O sistema prevê o acompanhamento do produto por toda a cadeia de produção, desde sua fabricação até o consumo final.

Entrentanto, apenas em 2017 foi publicada a RDC 157/2017, que definiu os procedimentos para o rastreamento de medicamentos. E somente em 2021, a Instrução Normativa nº 100, estabeleceu os prazos para que a indústria e a cadeia se organizasse.

Em 2002, a agência ANVISA e a GS1 Brasil, entidade responsável pela padronização de códigos de produtos, elaboraram o *Guia de Codificação para o Setor da Saúde*, que contém padrões e práticas para o controle e o rastreamento de produtos na área médico-hospitalar.

Vemos com isso a necessidade de um meio de rastreamento de medicamentos por toda a cadeia de suprimentos, inclusive na interna. Existem diversas tecnologias disponíveis para auxiliar no rastreamento de produtos, sendo os mais comuns o código de barras, o RFID (*Radio Frequency Identification*) e o EDI (*Electronic Data Interchange*). A rede varejista Walmart, por exemplo, utiliza o EDI para fornecer informações mais precisas e rápidas para seus fornecedores. Nesse modelo, o produtor consegue avaliar exatamente quando suas unidades são vendidas para o cliente final.

Os padrões apontados pela GS1 são adotados pela grande maioria das empresas. Neste capítulo, todas as informações foram extraídas dos *sites* da GS1 internacional e Brasil, exceto aquelas cujas referências forem indicadas especificamente.

Além do nome do item em si, identificado pelo UPC (Código Universal do Produto), que está presente nos códigos de barras das embalagens, o rastreamento dos produtos médico-hospitalares deve se preocupar com o lote de produção e com a validade dos produtos, que não são legíveis eletronicamente. As barras nas caixas e produtos se compõem apenas do código de identificação mundial do bem.

Código de barras linear

O código de barras foi inventado nas primeiras décadas do século XX e começou a ser usado em maior escala a partir das décadas de 1950 e 1960, principalmente pelas indústrias e pelo varejo. A principal motivação do grupo foi o aumento de suas relações comerciais com outros países. O uso do código de barras permite que um mesmo produto seja identificado em qualquer língua, sob qualquer padrão métrico, por meio apenas de seu código único, o UPC, já discutido acima.

O uso do código de barras pelas indústrias de alimentos e pelos varejistas levou à necessidade de uma padronização mundial, cujas normas e boas práticas são atualmente baseadas no sistema EAN (*Euroepan Article Numbering*). Dentro do padrão EAN, há vários tipos de modelos, que variam, principalmente, na quantidade de informações que podem ser colocadas. Termos usuais como GS1-13 e GS1-128 (anteriormente conhecidos por EAN-13 e EAN-128) se referem à quantidade e ao tipo de informações possível nas etiquetas de identificação. O primeiro, por exemplo, permite a colocação de 13 dígitos. Já o GS1-128, além da maior quantidade de dígitos e caracteres (48 por unidade), possui uma estrutura de posicionamento dos símbolos que auxilia no rastreamento de produtos (Figura 5.1).

O uso do sistema EAN-UCC para identificação de produtos médico-hospitalares foi estabelecido pelo Ministério da Saúde, por meio da Portaria 801 de 1998. A grande maioria dos países utiliza também este sistema, além de outro padrão, administrado pelo HIBCC (*Healthcare Business Industry Code Council*).

Fonte: GS1.

Figura 5.1. Exemplos de códigos de barra nos formatos GS1-13 e GS1-128.

Uma desvantagem do uso de código de barras é a sua leitura de tipo linear, ou seja, exige a presença de uma linha direta de visão entre o leitor e a etiqueta, o que reduz a velocidade dos processos de captação das informações eletrônicas e aumenta o esforço de trabalho.

Se o código do produto tem 13 dígitos, se colocarmos mais informações como lote e validade, precisaríamos de leitores maiores do que os que vemos nos hospitais.

Outra limitação é a necessidade de espaço nas embalagens para sua aplicação. Em uma caixinha de Captorpil, por exemplo, caberia um código tão extenso?

A própria GS1 criou variações do código de barras tradicional para esses casos, como o DataBar (Figura 5.2).

Fonte: GS1.

Figura 5.2. Exemplo de DataBar.

Datamatrix

Enquanto o código de barras tradicional é chamado de código 1D, por ter apenas uma dimensão, o *Datamatrix* é um código bidimensional, ou 2D, que tem mostrado altas taxas de precisão de leituras corretas na indústria automobilística, onde o volume dos produtos dificulta a leitura de códigos de barra padrão e o uso de metal prejudica a leitura por RFID, que será visto na próxima seção.

O *Datamatrix* tem variantes, como o QR code, atualmente muito usados por grupos de mídia em promoções e anúncios..

São duas as grandes vantagens do *Datamatrix* em relação ao código de barras linear. Em primeiro lugar, é possível armazenar até 2.335 caracteres alfanuméricos nesse desenho (Figura 5.3). Além disso, é possível imprimi-lo em tamanhos muito pequenos (300 μm).

O formato pode ser impresso com os mesmos equipamentos que imprimem o código de barras atual. Ademais, pode ser "mar-

Figura 5.3. Formato de DataMatrix – 2D.

cado" em superfícies como metal, plástico e vidro. Já foi visto o uso desse selo para identificação de pinças, tesouras e outros instrumentos utilizados em centros cirúrgicos.

Na discussão sobre rastreabilidade de medicamentos por toda a cadeia de suprimentos, isto é, desde a fabricação do item até a venda ao varejo ou ao hospital, na Europa, a EFPIA (*European Federation of Pharmaceutical Industries and Associations*) defende o uso do *Datamatrix* frente às demais alternativas de identificação de produtos, como o RFID e o código linear.

Algumas indústrias farmacêuticas nacionais já utilizam a impressão do *Datamatrix* nas embalagens de seus produtos para inserir informações de lote e validade dos itens.

A leitura do *Datamatrix* era uma barreira para sua utilização. Mas atualmente, quase todas as câmeras de celular conseguem fazer a leitura do código, o que facilita e barateia a aquisição da informação.

Radio frequency identification (RFID)

A identificação por radiofrequência – RFID (*Radio Frequency Identification*) permite o rastreamento de um determinado produto, equipamento ou pessoa por meio do uso de um transmissor e de um receptor de frequência de ondas de rádio. Criada inicialmente para uso militar, a radiofrequência (RF) teve grande evolução em meados da década de 1980.

Atualmente, quase todas as lojas de varejo possuem os sistemas antifurto, em que o produto emite um apito se alguém sair da loja sem pagá-lo. As empresas de tag de estacionamento e pedágio, como a Sem Parar, usam a mesma tecnologia.

Dois grandes casos de sucesso retratados no mercado e na literatura são o do Walmart, rede de supermercados, e do Departamento de Defesa americano. Porém, essas experiências não são vistas ainda como determinantes para o sucesso ou fracasso do uso do RFID em outros segmentos ou até em outras empresas do mesmo setor.

Uma das vantagens do RFID frente ao código de barras é a dispensa de um coletor ou leitor alinhado à etiqueta, o que acontece com a leitura do código de barras. Além disso, as etiquetas de RFID possuem um código único.

A radiofrequência permite que um item seja detectado em um ambiente por meio de um transmissor e de um receptor de frequência de ondas de rádio. O item é identificado por uma "etiqueta inteligente", que contém o código eletrônico do produto (Figura 5.4).

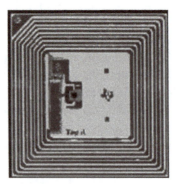

Figura 5.4. Exemplo de etiqueta eletrônica usada em produtos.

O uso de RFID para o setor de serviços tem uma orientação maior ao cliente do que ao produto, que é o comum na manufatura e no comércio. O foco é na eficiência do serviço ao cliente, buscando aumento do valor percebido, e não na do fornecedor. Para corroborar este fato, vários dos artigos pesquisados que relacionaram o uso do RFID ao setor de saúde têm foco no uso para rastreamento de pacientes ou de equipamentos. Alguns destes questionam a ética no uso, já que a privacidade dos pacientes fica comprometida com essa vigilância.

Para os equipamentos, o uso de RFID tem vantagens financeiras: em um hospital americano, houve uma redução de 70% nos custos de locação de bombas de infusão, em três meses, graças à fácil localização dos equipamentos, sem contabilizar o tempo que era despendido pela enfermagem em suas buscas.

O uso do RFID no rastreamento específico de medicamentos é pouco comentado em literatura científica, mas a FDA (*US Food and Drug Administration*) e grandes indústrias farmacêuticas já apoiaram diversos projetos nesta área. Porém, essas iniciativas não tiveram a adesão esperada devido a questões operacionais e de custo levantadas pelas próprias indústrias.

Além do benefício óbvio de rastrear itens sob o ponto de vista de controle de materiais, é possível obter o caminho pelo qual ele passou. Se pensarmos em um supermercado, por exemplo, podem-se analisar os caminhos que um consumidor faz pelos corredores e cruzar essas informações aos itens comprados ou seu perfil demográfico. Se entrarmos no ambiente hospitalar, é possível rastrear o tempo de execução de exames, de transferência dos pacientes e até de período de recuperação após uma cirurgia.

Assim, sob o ponto de vista de cadeia de suprimentos, o uso do RFID em hospitais não deve ser desprezado. Rastrear materiais cirúrgicos ou equipamentos móveis pode ser de grande utilidade, tanto para a operação em si quanto para o controle de custos. Além disso, pode-se agregar valor no controle de qualidade de montagem de *kits* cirúrgicos. Para os profissionais de Saúde, como médicos e enfermeiros, a redução do tempo gasto na procura desses itens pode permitir que deem mais atenção aos pacientes.

Uma variação do RFID é o RTLS (*Real-Time Location Systems*), cujo funcionamento é semelhante ao primeiro, porém o emissor de ondas pode ser móvel.

Uma das limitações do RFID é que suas ondas são absorvidas por líquidos e refletidas por metais. O uso deste controle em grandes armazéns, em que os produtos são geralmente armazenados em caixas de papelão, tem grandes níveis de aceitação e precisão. Porém, para o rastreamento individual dos itens, essa limitação da tecnologia é um problema. Além disso, ainda não está comprovado que a frequência dos raios emitidos pelo leitor de RFID não traz nenhuma reação nos componentes medicamentosos.

Os custos das demais tecnologias ainda são altos e não compensam para o rastreamento de itens de baixo custo unitário.

Classificação de produtos

Como foi dito anteriormente, a classificação de produtos no estoque é baseada na necessidade do gestor. Ela pode ser simples, por tipo de insumo, ou mais complexa, por criticidade do item para a organização. Vamos detalhar aqui as mais comuns: por tipo, pelo valor de utilização (também chamada de ABC), por criticidade (conhecida por XYZ), pela relação com a prestação do serviço e pela dificuldade de aquisição.

Por tipo

Uma das formas mais comuns e simples de classificação é por tipo: medicamentos; materiais hospitalares; materiais reutilizáveis; órteses, próteses e materiais especiais (OPME); rouparia; alimentação e outros. Alguns autores e organizações incluem nestes grupos os "órgãos, sangues e derivados" por terem a necessidade de um controle de estoque semelhante ao de produtos "comuns". Mas não vamos incluí-los aqui porque possuem uma cadeia de suprimentos e produção própria. No final do capítulo, há a indicação de uma referência específica sobre o tema. Vejam, no final do capítulo, referência específica sobre o tema.

Cada um destes grupos recebe um tratamento específico na cadeia de suprimentos, tanto na classificação quanto no rastreamento, armazenamento e distribuição.

Materiais e medicamentos

Os medicamentos formam, junto aos materiais hospitalares, o grupo mais conhecido e comum nos hospitais. Estes dois itens são chamados comumente pelos profissionais da área como "MatMed". Englobam todas as especialidades farmacêuticas utilizadas nos processos de diagnóstico e tratamento dos pacientes. Alguns hospitais, de maior porte, produzem parte de seus medicamentos – geralmente os mais complexos, mais caros ou menos acessíveis.

Os materiais hospitalares, incluem todos os itens descartáveis utilizados em procedimentos em pacientes, de gazes e seringas a cateteres e sondas. Além deles, podem ser incluídos também os filmes de uso radiológico. Segundo a ANAHP, em 2020, 17,28% das despesas dos hospitais vieram de materiais, medicamentos. Adicionalmente a este número, há gastos com operadores logísticos, que podem chegar a 4% do total. Essa proporção se mantém estável há mais de quinze anos, mesmo com a pandemia da Covid, que mudou bastante o perfil de atendimento hospitalar no mundo todo. Em 2019, antes da pandemia, os gastos foram de 16,43%.

Instrumentos

Também são utilizados nos hospitais materiais reutilizáveis, como instrumentos cirúrgicos (pinças e tesouras, por exemplo) e equipamentos de cuidados, como cubas e comadres. Todos eles fazem parte do estoque das organizações, mas recebem tratamento de limpeza e esterilização para serem reutilizados.

Órteses, próteses e materiais especiais

Existe um grupo de materiais, responsável por grande parte dos custos, conhecido como OPME (órteses, próteses e materiais especiais). Usualmente, são adquiridos em sistema de consignação com os produtores ou distribuidores, devido ao alto valor unitário e ao fato de que, diferentemente dos outros materiais, podem ser "experimentados" nos pacientes antes da utilização final.

Os dados da ANAHP mostram que em 2019, antes da pandemia da Covid, os gastos foram de 6,56% de todas as despesas hospitalares. Durante a pandemia, em 2020, este número caiu para 5,91% já que muitos procedimentos, principalmente eletivos, foram postergados devido ao risco de contaminação.

Rouparia

Outro item de estoque imprescindível para o funcionamento do hospital é a rouparia. Além de lençóis e fronhas comuns usados por pacientes internados, existe uma vasta quantidade de itens utilizados em procedimentos médicos e cirurgias (campos cirúrgicos, por exemplo), que recebem tratamento de lavagem e esterilização da mesma forma que os instrumentos.

Alimentação

A alimentação de pacientes é um item fundamental para o controle da cadeia de suprimentos. O hospital, para os pacientes internados, faz o papel de provedor de alimentos e deve ter cuidados específicos semelhantes aos dos restaurantes. A nutrição pode ser dada por via oral, enteral ou parenteral. Os dois últimos são meios de alimentação invasivos, que necessitam de conhecimentos médicos, de enfermagem, nutricionais e farmacológicos. Nesses casos, os cuidados são ainda maiores e sua produção, seu armazenamento e sua distribuição se assemelham aos processos das farmácias industriais.

Gases

Os gases utilizados em ambiente hospitalar são de diferentes tipos: a) para uso médico: oxigênio, nitrogênio; b) para uso em experimentos; e c) para armazenagem: nitrogênio para congelamento, usado em laboratórios, e para geração de calor para esterilização. Segundo dados da ANAHP, os gastos representam menos de 0,5% das despesas hospitalares.

Também podem ser armazenados de diferentes maneiras: em cilindros móveis e em tanques, que são distribuídos por canos até a beira do leito. Por isso, são distribuídos pelo almoxarifado, como se fosse um material qualquer, ou diretamente no tanque, de forma semelhante aos postos de gasolina.

O rastreamento ocorre apenas em relação aos cilindros individuais móveis. Alguns hospitais utilizam código de barras para rastreamento do cilindro em si – e não de seu conteúdo – por medidas de segurança.

Administração e manutenção

Por fim, existem os grupos de materiais de escritório e manutenção, de uso administrativo. A área médica necessita de alguns equipamentos para a prestação de serviço com maior valor agregado, porém a gestão de peças de manutenção dificilmente representa um processo prioritário.

Pela relação com a prestação do serviço

Outra forma de classificação divide os insumos em diretos e indiretos, relacionando-os com a prática dos profissionais de Saúde. Sob esta ótica e usando a classificação do item anterior, os insumos diretos são compostos por: materiais; medicamentos; gases; OPMEs; instrumentos; e sangue e derivados. Dentre os indiretos, estão alimentos, rouparia e materiais administrativos.

Por valor da utilização

O valor de utilização de um item não necessariamente diz respeito a seu custo. O que chamamos aqui de valor é a importância que um insumo tem frente aos demais. Essa importância pode ser financeira (custo), mas pode ser também em volume de consumo. Por exemplo, se faltar gaze em um hospital, muitas das operações param. Mas se estiver em falta um medicamento usado muito raramente, a compra pode ser feita de urgência, até na drogaria de rua mais próxima. O valor de utilização mais utilizado nesta classificação é representado pela *demanda × preço unitário*, mas pode-se usar o mesmo princípio para avaliar fornecedores, por exemplo.

Normalmente, uma pequena parcela dos itens de estoque representa grande importância para a organização. Esta regra é conhecida como Pareto ou 80/20, em que 80% dos custos totais, por exemplo, são formados por apenas 20% dos itens em estoque.

EsSa classificação é útil para avaliarmos a importância de cada um dos materiais frente ao grupo. Se dermos a mesma atenção a todos os itens, provavelmente não conseguiremos atingir todos ou então podemos negligenciar um produto caríssimo frente a um de custo muito baixo.

A análise é feita pela classificação ABC, que distribui os itens em categorias A, B ou C, de acordo com sua importância:

- ❏ Classe A: são os 20% dos itens de valor de consumo mais alto, responsáveis por aproximadamente 80% do valor de utilização;
- ❏ Classe B: itens de valor médio, normalmente por volta de 30% dos itens e responsáveis por 10% do valor de utilização;
- ❏ Classe C: são os de valor de consumo baixo, mas que representam 50% do total de itens e 10% do valor de utilização.

Essa classificação não significa que os itens C devam ser deixados de lado, mas sim que a maior importância para a organização – neste caso em matéria de custo – está nos itens da classe A. As negociações com fornecedores, por exemplo, devem ser concentradas para os itens deste último grupo.

Por criticidade

O conceito de criticidade varia entre os diversos autores. Alguns apresentam os itens críticos como os de alto custo unitário, curta duração em estoque e/ou que necessitam de armazenamento especial, como imunobiológicos, injetáveis, invasivos ou termolábeis. Os não críticos são todos os demais e representam apenas 40% do custo total.

Entretanto, o conceito mais comum para a criticidade é o quão imprescindível é o item para a organização. Certos insumos, quando ausentes, paralisam os processos da clínica ou do hospital. Por exemplo, se faltam agulhas ou seringas, grande parte dos procedimentos não pode ser realizada.

Um estudo da CardinalHealth mostrou que 40% dos hospitais cancelaram procedimentos cirúrgicos devido à falta de algum insumo, desde itens simples até OPME.

A criticidade de um item pode ser analisada sob três pontos: impacto operacional, possibilidade de erro no planejamento da demanda e tempo de reposição:

- ❏ *Impacto operacional* é quanto podemos trabalhar sem um determinado item. A ausência de agulhas, por exemplo, impede a administração de medicamentos intravenosos. Entretanto, se faltar papel higiênico nos sanitários públicos, as condições de trabalho se mantêm pelo menos por um pequeno período.

- ❏ *Possibilidade de erro no planejamento da demanda* tem relação com a variabilidade de consumo de um produto. Quanto mais variável, maior a chance de errarmos – para cima ou para baixo.

- ❏ *Tempo de reposição* é o período necessário entre o pedido e o recebimento de um item. Alguns medicamentos importados, por exemplo, podem demorar mais para chegar do que os produzidos no País. Desse modo, têm criticidade mais alta do que aqueles de fácil acesso.

Para essa análise, usa-se a classificação XYZ, em que os itens:

☐ Z: são os mais críticos e sua ausência não permite substituição por outro similar. Esses itens não possuem equivalentes e podem ser de difícil aquisição. Exemplo: luva cirúrgica, que não pode ser substituída por luva de procedimentos, que não é estéril.

☐ Y: são os de criticidade média, mas que são imprescindíveis para a empresa. Geralmente possuem similares ou equivalentes que podem ser substituídos. Exemplo: alguns antibióticos.

☐ X: são menos críticos, cuja ausência permite que a operação continue. Esses itens são facilmente substituíveis ou adquiríveis. Exemplo: fralda geriátrica, que pode ser substituída por outro processo ou material. Apesar de comprometer o conforto do paciente, não impede, por exemplo, que um medicamento seja administrado ou um exame, realizado.

Por dificuldade de aquisição

É possível distribuir os insumos em quatro quadrantes, de acordo com o valor do item para o hospital e com o número de fornecedores disponíveis. O grande foco aqui é na acessibilidade dos itens, uma vez que poucos fornecedores podem criar dificuldades para encontrar um determinado produto e o poder de barganha dos fornecedores aumenta.

Também podemos fazer a mesma análise observando o risco da falta *versus* seu custo. Como já vimos antes, a falta de um determinado item pode não apenas prejudicar, mas também impossibilitar o atendimento médico e o cuidado ao paciente. Nesses casos, temos o impacto direto nas operações internas e no serviço ao paciente e a possibilidade de queda de qualidade clínica do atendimento.

Independentemente das variáveis, os insumos podem ser classificados em quatro categorias: *de aquisição, múltiplos, estratégicos e de alavancagem* (Figura 5.5).

Os itens *de aquisição* são os que têm baixa criticidade para o prestador, porém o número de fornecedores é reduzido, o que dificulta sua compra e aumenta o risco de ausência. Um item pouco

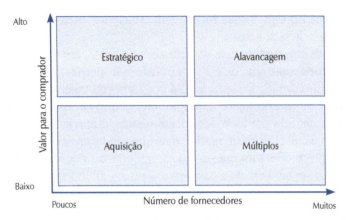

Fonte: Adaptada de Handfield RB & Nichols Jr EL. *Supply chain redesign: transforming supply chains into integrated value systems*. New York: FT Press, 2002.

Figura 5.5. Categoria de produtos.

crítico pode ser de pouco uso ou substituído por outro item similar. Um exemplo de pouco uso são os materiais e medicamentos para tratamento de queimaduras graves, que não são mantidos em grandes quantidades por hospitais não especializados nestas ocorrências. Porém, são mais restritos os fornecedores destes tipos de insumos. Assim, em caso de emergência e aumento de número de casos em pouco espaço de tempo, a organização não tem como obter os recursos para dar o atendimento completo.

O grupo de *múltiplos* é composto pelos itens já padronizados e cuja tecnologia é bastante difundida. Para esses insumos, a questão de menor custo total de aquisição é o principal fator de compra, já que a qualidade entre produtores não faz tanta diferença. Materiais descartáveis como gazes, seringas, ataduras e agulhas, se atenderem aos critérios técnicos, podem ser adquiridos sem a preocupação por marca.

Os itens *estratégicos* são representados pelos de alto custo. Sua ausência prejudica totalmente a prestação do serviço médico. Alguns destes insumos podem ser customizados ou apenas ter alto valor unitário. Na área da Saúde, são os de alta tecnologia ou de desenvolvimento recente. Alguns medicamentos de última geração, quimioterápicos e próteses sob medida são exemplos desse grupo.

Por fim, os itens do grupo de *alavancagem* são os que apresentam alto custo total, porém são usados por toda a organização. Por serem de fácil acesso de compra, podem ser negociados em larga quantidade com poucos fornecedores.

Reparem que podemos cruzar essa classificação com as curvas ABC e XYZ para melhorarmos a administração da relação com nossos fornecedores.

Por fluxo de demanda

Esta é outra maneira de caracterização dos suprimentos, tendo por base seu fluxo de demanda. Podemos dividir os insumos em seis grupos: auxiliares de saúde; farmacêuticos; dispositivos médicos; suprimentos médico-cirúrgicos; suprimentos de laboratório e radiologia; e equipamentos. Esta classificação foca principalmente na organização da cadeia de suprimentos e considera como base os diversos segmentos de indústrias cujos produtos são utilizados pelos prestadores de serviço.

A relação entre fluxo de demanda e suprimentos também pode ser observada nas diferentes necessidades entre as unidades de atendimento.

Mais da metade dos custos de suprimentos em um hospital terciário está concentrada nas especialidades de Cardiologia, Radiologia e Cirurgia.

Padronização

A padronização da utilização de materiais e medicamentos pode auxiliar o hospital a negociar melhor com fornecedores, pela redução da variabilidade de marcas de um produto específico. O objetivo é definir um rol comum de produtos que possam ser usados por todos os profissionais, sem a queda de qualidade do serviço prestado.

A opção por um determinado item na prestação de serviços hospitalares vem, principalmente, de um de seus grupos de clientes, os profissionais de Saúde. Dentre eles, os médicos são vistos como os principais tomadores de decisão e, quando cirurgiões, representam um subgrupo com necessidades bastante específicas.

A diferenciação de medicamentos de referência, genéricos e similares é uma questão importante para a compreensão de algumas preferências de uso pelos profissionais de Saúde. Os medicamentos de referência são aqueles cuja eficácia é comprovada – às vezes há muitos anos – por meio de pesquisas científicas e que possuem registro no Ministério da Saúde. Normalmente, não são conhecidos pelos leigos por seu princípio ativo, mas sim por seus nomes comerciais. Por exemplo, o Captopril é um componente presente em vários medicamentos indicados para o tratamento da hipertensão. Este princípio ativo está presente nos produtos Capoten, Captis, Capton, Hipoten e em mais de uma dezena de marcas comerciais, de diferentes indústrias farmacêuticas.

Segundo definição da ANVISA, medicamento genérico é o que contém o mesmo princípio ativo, "na mesma dose e forma farmacêutica" que o medicamento de referência no Brasil (devidamente já registrado). Essa especificação é controlada por meio de testes de bioequivalência que a Agência realiza. Os genéricos só entram em circulação quando as patentes dos laboratórios originais expiram, como foi o caso do Viagra, em 2010. No início do uso dos genéricos no Brasil, havia a promessa de que o preço do produto sairia menor do que o comercial já que a indústria não precisaria gastar em *Marketing*. Entretanto, são tantas as marcas atualmente que as empresas usam campanhas de propaganda em meios de comunicação e em *displays* nas próprias drogarias para buscar diferenciação frente a seus concorrentes.

Os similares, por sua vez, têm as mesmas características que os genéricos, mas não são bioequivalentes aos de referência. A substituição dos medicamentos originalmente receitados deve ser feita apenas pelo médico que os indicou. Vários sistemas de prescrição eletrônica contêm uma ferramenta que indica medicamentos genéricos ou similares para o médico prescritor quando este prescreve uma droga que não existe em estoque ou que não faz parte dos medicamentos padronizados do hospital.

Funções da gestão de estoques

Como já vimos até agora, a cadeia de suprimentos é um conjunto de organizações, processos e produtos que produzem valor em forma de produtos e serviços nas mãos do consumidor final.

Também pode ser definida como um conjunto de atividades, processos e atores que permitem o atendimento ao pedido de um cliente. Como podemos observar na Figura 5.6, esta cadeia não se limita apenas ao trabalho externo à organização de produtores (fabricante e distribuidor), de fornecedores e de distribuidores, que já discutimos no capítulo anterior. Há tarefas desenvolvidas dentro dela para gerenciar o destino interno desses insumos.

Antes da utilização pelos clientes finais – profissionais de Saúde e pacientes – os suprimentos passam por uma série de processos internos que incluem seu recebimento, catalogação, armazenamento, manipulação e redistribuição. Além disso, alguns itens são ainda reutilizados, passando pelos processos de rearmazenamento e redistribuição diversas vezes e, além deles, por etapas de higienização e esterilização, que têm seus próprios processos internos.

Nesta cadeia "interna", nota-se que há dois grupos distintos de ações de responsabilidade do cliente, um anterior ao pedido e aquisição de materiais e outro após o recebimento dos itens. Aqui ainda não vemos os diferentes tipos de recebimento e distribuição interna, que serão detalhados adiante.

Os três primeiros elos da cadeia correspondem a atividades de *planejamento de demanda e de compras*. O principal objetivo desses processos é descobrir a necessidade de consumo do hospital, da clínica ou do consultório e, por meio de contatos com fornecedores, adquirir os insumos em tempo útil e a um custo adequado. Feito o pedido e após o envio da mercadoria pelo fornecedor (cadeia externa), entram em cena as atividades de *recebimento, armazenamento e distribuição interna* (que incluem aqui o processo de separação).

Esses são os cinco grupos de atividades mais importantes da gestão de suprimentos das organizações prestadoras de serviços. Para facilitar a compreensão do funcionamento da cadeia interna hospitalar, esta seção foi dividida em duas partes. A primeira explicará a organização estrutural dos setores envolvidos nos processos, por meio de uma visão global, que abrange todos os ambientes envolvidos. Na porção seguinte, cada uma dessas áreas será detalhada em sua composição e suas funcionalidades.

Antes, porém, precisamos analisar a cadeia interna sob alguns aspectos gerais. Em primeiro lugar, idealmente, a cadeia de

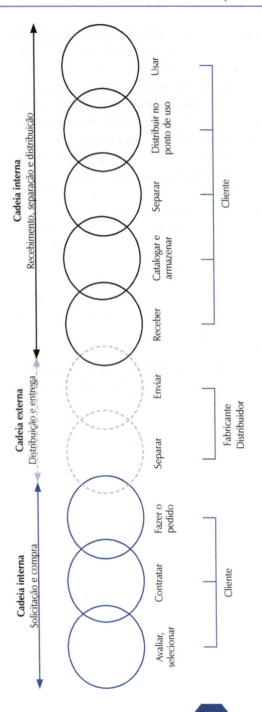

Fonte: adaptada de Kowalski. *Managing Hospital Materials Management*. Milwaukee: American Hospital Publishing, 1994).

Figura 5.6 – Funções e processos relacionados à gestão da cadeia de suprimentos.

suprimentos interna deve ter um desenho que priorize o negócio das organizações. Devemos observar algumas características para isso: garantia da disponibilidade dos produtos e minimização do inventário; redução máxima dos espaços de armazenamento de itens; e diminuição do tempo e custo de manuseio dos insumos pelos profissionais.

Garantir que medicamentos e materiais estejam disponíveis para a prestação do serviço de Saúde é um grande desafio do setor de suprimentos das organizações. Maior desafio ainda é realizar essa tarefa buscando minimizar o inventário. Os hospitais, por exemplo, apresentam inventários *inflados*, com estoque para seis a oito semanas e 90-95% de *fill rate*. Essa métrica é a porcentagem de atendimento a uma demanda de um cliente por meio dos processos rotineiros, sem que haja pedidos extras ou emergenciais. O excesso de materiais e medicamentos é fator comum nos hospitais, cujas perdas por prazo expirado ou extravio são grandes. Além disso, diferente do varejo e da indústria, em que os produtos que sobram podem ser recomercializados sob a forma de promoção, os hospitais não podem "se livrar" do estoque em excesso indesejado de medicamentos e materiais.

A segunda característica é a importância da redução do espaço físico ocupado por suprimentos para maior aproveitamento para o paciente. O investimento e o custo de manutenção do metro quadrado hospitalar construído, por exemplo, são muito altos, devido às normas de construção e ao alto valor dos equipamentos. O mercado de logística vem aprimorando o *design* e a tecnologia de móveis para armazenamento, por meio de armários móveis, gavetas ou gabinetes de medicamentos.

Tempo também é um fator importante nos serviços de Saúde. A existência de farmácias-satélites, descentralizadas, busca trazer os materiais e medicamentos para mais perto da prestação do serviço. O aumento do número de camadas nas cadeias de varejo já foi apontado como redutor dos níveis de estoque nos locais de compra e, quando estão localizados em áreas nobres, auxiliam na redução dos custos de operações. O conceito de dose unitária, que já existe há vários anos, ainda é um grande fator de redução do tempo de trabalho da enfermagem na preparação de medicamentos para administração. Hoje, em muitos hospitais, a dose precisa já vem "montada" desde a farmácia central. Um exemplo típico é a administração de medicamentos por via endovenosa ou intramuscular, em que o conjunto seringa-agulha-medicamento já vem preparado para uso. Outro exemplo, que já vimos antes, é o uso do RFID para localização de equipamentos no centro cirúrgico de um hospital de alta complexidade, que reduziu muito o gasto de tempo da enfermagem em localizá-los.

Uma questão interessante é que os hospitais possuem, internamente, duas formas de camadas internas. Uma delas é formada pela transferência dos insumos apenas para distribuição, como ocorre no varejo. Este, como será visto, é o papel do almoxarifado e da farmácia. A outra corresponde à transferência de matéria-prima para a transformação em produtos finais que, também, é um processo realizado pela farmácia. Para melhor compreender esses formatos, as duas próximas seções buscam descrever o funcionamento organizacional e os processos específicos da cadeia interna hospitalar.

Organização

Os tipos e as características dos insumos já foram explorados nas seções anteriores. Vamos conhecer agora os locais de armazenagem (instalações) desses itens existentes nas organizações hospitalares.

Os hospitais, clínicas e serviços de diagnóstico são organizações tipicamente multicamadas. O setor de recebimento armazena os insumos em um almoxarifado central (primeira camada), os quais são distribuídos para a farmácia e para alguns locais de atendimento, como farmácias-satélites (segunda camada). Para as prescrições em hospitais, pode haver uma terceira camada de recebimento nas unidades de internação. Uma característica que difere o ambiente hospitalar do varejo, por exemplo, é que as instalações podem fazer parte de diferentes camadas, dependendo do processo de atendimento (Figuras 5.7 e 5.8).

A compreensão sobre o ambiente de multicamadas dos prestadores é fundamental para a correta gestão de seu inventário. O fator complicador é que as métricas específicas de materiais devem ser avaliadas individualmente para cada uma das instalações e serão detalhadas no próximo capítulo.

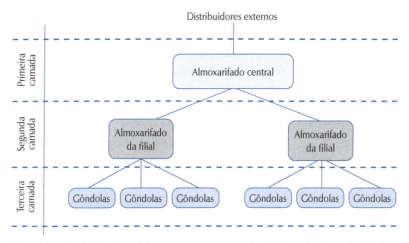

Fonte: adaptado de Silver E. et al. *Inventory management and production planning and scheduling.* New York: John Wiley & Sons, 1998.

Figura 5.7 – Esquema de inventário multicamadas – varejo.

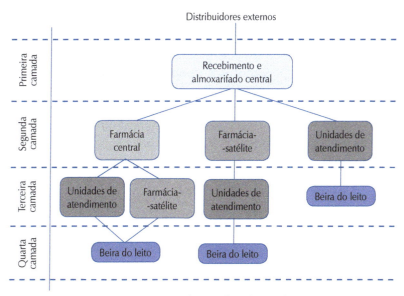

Figura 5.8 – Esquema de inventário multicamadas – hospital.

Há quatro fatores das instalações que devem ser considerados para definição de uma rede de cadeia de suprimento: seu papel, a alocação de sua capacidade, a alocação dos mercados servidos por elas e, finalmente, sua localização. O papel das instalações diz respeito aos processos realizados em cada uma delas. Sua importância reside na determinação do grau de flexibilidade que a cadeia deve ter, caso haja necessidade de alteração no atendimento da demanda. Isso é bastante claro nas farmácias hospitalares, por exemplo, que são responsáveis pela manipulação e separação dos medicamentos e materiais utilizados pelos pacientes.

O segundo item, alocação da capacidade, tem relação direta com o terceiro, de alocação de mercados no ambiente dos prestadores. As alas de internação de um hospital são geralmente divididas por características semelhantes dos pacientes. Encontram-se, por exemplo, unidades específicas para Cardiologia, Pediatria e Oncologia. Além disso, algumas organizações ainda separam as alas de acordo com o sexo e a idade dos pacientes. Portanto, a organização das farmácias-satélites muitas vezes apresenta relação direta com o perfil epidemiológico das unidades de atendimento.

O último item, a localização das instalações, também é um fator imprescindível na organização da cadeia interna, já que as pontas dos processos exigem imediata disponibilidade dos produtos. Quando o prestador possui apenas uma unidade física, é possível trabalhar com apenas uma farmácia central e pequenas farmácias-satélites que atendem as unidades de prestação de serviço médico. A própria definição da existência de uma farmácia--satélite ou de um dispensário automatizado leva em consideração também o perfil epidemiológico já mostrado anteriormente. Essa organização é complicada quando existe mais de uma unidade física (ou filiais). Dependendo dos serviços prestados nas unidades, é necessária a existência de uma farmácia hospitalar em cada uma, com custos da manutenção bastante elevados. E, mesmo que a complexidade não exija, o transporte entre o almoxarifado central e as unidades deve ser extremamente cuidadoso, lembrando das diferentes características dos insumos (questões de temperatura, psicotrópicos, alto custo).

Áreas de gestão de estoque

Vimos na seção anterior como se organiza internamente a gestão de estoques e suprimentos nos prestadores de serviços. Essa área tem como atividades principais o planejamento, a compra, o recebimento, o armazenamento e a distribuição interna de todos os insumos utilizados por estas organizações.

Nesta seção veremos como está organizada cada uma dessas áreas, quais seus principais processos e métricas. Algumas delas são assunto de capítulos inteiros nos livros de gestão de estoques. Assim, ao final deste capítulo estão algumas referências para aqueles que quiserem se aprofundar no assunto.

Planejamento de demanda

As perguntas mais importantes do planejamento de demanda são: quanto comprar e de quanto em quanto tempo (volume e periodicidade). Para isso, precisamos analisar uma série de métricas e curvas que mostrarão o comportamento de consumo dos itens em um determinado período de tempo. Conhecer a demanda já existente é fundamental, portanto, para sua previsão.

Já falamos sobre a imprevisibilidade da demanda em hospitais e clínicas devido à própria variabilidade dos pacientes que são atendidos. O planejamento desta procura ou a utilização de itens nas organizações é fundamental para a manutenção dos estoques. Sem saber quanto precisamos comprar, não sabemos quanto teremos armazenado, da mesma forma que estimamos quanto comprar com base naquilo que temos em estoque. Veremos que o planejamento da demanda está intimamente ligado aos processos de armazenamento e controle de estoques.

As métricas e curvas de controle do estoque serão vistas na seção de manutenção, a seguir. No setor de compras, o objetivo é fazer a reposição deste estoque, com base na demanda, que pode ou não ser variável. São raros os insumos cuja necessidade de consumo não varie, já que as empresas, por si só, são orgânicas e possuem suas próprias variações. Assim, as causas típicas da mudança são: *aleatoriedade, tendência e sazonalidade*.

❑ *Aleatoriedade* é a variação causada por fatores incertos e eventuais, sujeitos ao acaso. Exemplo: ocorre um acidente automobilístico em frente ao seu hospital e o carro pega fogo. Sua organização não atende queimados, mas deve dar o primeiro atendimento até que o paciente seja transferido.

- *Tendência é* uma variação com base nos dados passados. Exemplo: sabe-se que há um aumento no consumo de seringas de 12% ao ano, causado pelo crescimento do número de pacientes atendidos.
- *Sazonalidade é* a variação cíclica, que segue padrões definidos. Exemplo: no inverno crescem os procedimentos dermatológicos estéticos e, consequentemente, a utilização de materiais e medicamentos desta especialidade.

Também há causas especiais, como eventos, promoções e mudanças no mercado.

- *Eventos e promoções:* são situações especiais previstas que geram flutuação na demanda. A área da Saúde é proibida de comercializar produtos em promoção, mas eventos são comuns, como campanhas de vacinação.
- *Mudanças no mercado:* na área de Saúde, a mudança do mercado deve também ser olhada sob o ponto de vista epidemiológico. Em julho e agosto de 2009, por exemplo, o vírus da gripe H1N1 levou pacientes e organizações a se "paramentarem" para reduzir a disseminação da doença. Foram consumidos, nesses dois meses, muito mais máscaras, luvas e álcool em gel que nos anos anteriores, no mesmo período.

Em 2020, a pandemia do Coronavírus não só aumentou a necessidade de equipamentos de proteção, como amplificou o uso de oxigênio nos hospitais, levando à falta do produto em várias organizações e cidades no Brasil. Além disso, por medo de contaminação, muitos procedimentos eletivos foram cancelados e o pacientes que buscavam o pronto atendimento para outras queixas ficaram em casa.

Para cada uma dessas variações, há métodos para reduzir a incerteza e buscar um planejamento mais correto para a aquisição de insumos. Não existe uma metodologia perfeita e, na maior parte dos casos, sua previsão não será exata em relação ao consumo. É importante, porém, estarmos sempre avaliando esse erro. Se eu planejei a compra de 1.200 frascos de Ringer lactato para um mês e só foram utilizados 240, há algo muito errado em minha previsão. Entretanto, se dos 1.200 foram usados 1.050, pode ser considerado um erro aceitável. A definição do que é ou não aceitável pela organização deve partir da estratégia de compras. Como visto anteriormente, os hospitais apresentam inventários "inflados", pois é melhor sobrar do que faltar algum produto, ainda mais se for de alta criticidade.

O setor de planejamento de compras deve estar intimamente ligado ao de armazenamento e distribuição interna, pois a necessidade de consumo dos itens nasce de cada uma das áreas de atenção ao paciente. Começamos aqui a ver a complexidade da cadeia interna. As informações sobre a demanda vêm de toda a organização – alas, centro cirúrgico, pronto-socorro, UTI – e devem ser compiladas e analisadas isoladamente e em conjunto. Como veremos adiante, em distribuição interna, cada setor tem seu próprio "miniestoque", que deve ser controlado e que possui a mesma necessidade de planejamento da demanda que o hospital inteiro. O problema é que se torna financeiramente inviável manter um profissional de suprimentos em cada um desses setores. Assim, muitas vezes a falta de formação das chefias dos setores acaba causando viés ou erro nas demandas enviadas para o setor de planejamento. Este, por sua vez, não consegue acompanhar de perto o controle dos insumos. Assim, quem perde com esse ciclo é a própria organização, principalmente se considerarmos que os erros se agravam por haver diversos setores individuais.

Compra

Os processos de compra devem se preocupar com três grandes temas: o que comprar, onde comprar e como comprar.

O primeiro, *o que comprar*, está relacionado às características de cada produto a ser adquirido. Entram aqui as questões de padronização de produtos e planejamento de demanda, que já discutimos neste capítulo. Em seguida, *onde comprar*, o gestor deve estar atento às relações entre o prestador e seus fornecedores. Já vimos que há diferentes papéis dos distribuidores e que devemos

Série Gestão em Saúde – Fundação Getulio Vargas (FGV)

definir qual a melhor estratégia para a organização. O número de fornecedores e seu perfil também são preocupações importantes. Espalhar pedidos por muitos fornecedores pode enfraquecer a imagem de parceria entre distribuidores e clientes e prejudicar o processo de negociação por preços e prazos. *Como comprar* está ligado às negociações e condições contratuais. Essas decisões dependem do relacionamento com os fornecedores e com o processo de planejamento interno do próprio hospital ou da clínica. Se a confiança nos prazos de entrega de um fornecedor é grande, podemos, por exemplo, reduzir o estoque de segurança de um determinado produto. Mas muito cuidado com essas decisões baseadas no distribuidor: elas devem ser reavaliadas constantemente para não haver risco de prejuízo para a organização.

A definição desses três temas também tem relação direta com os custos para o setor de compras. Há dois grupos principais: o direto e o de aquisição. Os *custos diretos* são o preço total que pagamos ao fornecedor quando adquirimos algum produto. Em um supermercado, é o total do cupom fiscal que recebemos. Os *custos de obtenção* (conhecidos também por de pedido ou de aquisição) estão relacionados aos gastos feitos pelo setor de compras. Toda vez que um pedido de insumos é feito ao fornecedor, são necessárias pessoas, sistemas de informação e tempo. Além disso, muitas vezes é o comprador quem arca com os custos de transporte também.

A aquisição e a manutenção de insumos hospitalares são responsáveis por 25 a 40% do custo do hospital, incluindo os custos de obtenção, que dependem da frequência com que se realizam pedidos e da quantidade solicitada. Existe uma série de fatores que não muda, independentemente do número de itens pedido. Por exemplo, se formos ao supermercado e comprarmos uma ou dez latas de refrigerante, o tempo utilizado e o combustível (transporte) serão os mesmos. E se comprarmos as dez latas em dez idas à loja, o custo de aquisição será muito maior do que se as levarmos diretamente em uma única visita. Esses custos também são chamados de *custos fixos de obtenção* e fazem parte dos custos totais de obtenção.

Por isso, o processo de compra de produtos em hospitais, clínicas e consultórios deve sempre levar em conta o planejamento da demanda e as métricas já discutidas anteriormente. Em muitos hospitais, os setores de planejamento e de compras são o mesmo, mas em algumas indústrias e no varejo, encontramos departamentos separados. Neste caso, o setor de compras é responsável apenas pela negociação com fornecedores e pela operacionalização do pedido.

Os grupos de compra (GPO – *Group Purchasing Groups*) são uma solução para fazer a intermediação entre os prestadores e os fornecedores. Um dos objetivos é reunir hospitais e clínicas em só um pedido de material ou medicamentos para ganho em preço por volume e gastos em transporte.

Para isso, muitas vezes é necessária a presença de um intermediário, que faça a ponte entre os prestadores e organize o processo externo de compra. Nesse papel, estão consultorias e empresas de B2B (*business to business*), cujos portais de compras pela internet auxiliam nas operações de cotação, compra e entrega de produtos.

Recebimento

O setor de recebimento é responsável pela recepção dos fornecedores e seus produtos. É ele quem faz a primeira inspeção dos itens em relação ao pedido de compra e à nota fiscal. Em algumas organizações, é quando ocorre a entrada das informações no sistema, ou seja, o estoque já é aumentado com o trabalho deste setor.

Normalmente, o setor de recebimento fica localizado nas áreas posteriores da organização hospitalar, para não ter encontro com os clientes. É necessária uma área ampla, chamada de *doca*, para a passagem dos caminhões de entrega e para a recepção de itens de grande volume, como fraldas, soros, cilindros e equipamentos. Sem considerar o usado para o transporte, a ANVISA determina que o espaço para o setor de recebimento tenha, pelo menos, 10% da área total usada para armazenamento.

Os processos de recebimento são os que fazem a ponte entre a entrega dos insumos e o armazenamento. Nessa área, são comuns cinco principais atividades: *agendamento, planejamento da recepção e documentação, chegada e descarga de produtos, controle de qualidade e transporte interno* (Quadro 5.1).

Em algumas organizações, essa área é um gargalo que acaba atrasando o armazenamento e a distribuição interna dos insumos. Os funcionários devem ser treinados para a recepção dos produtos mais problemáticos e os procedimentos para cada um deles devem ser muito bem documentados e revistos periodicamente.

Quadro 5.1. Atividades de recebimento

Atividade	Descrição
Agendamento	Os distribuidores não podem chegar no mesmo horário: haverá filas tanto na organização quanto nas vias próximas. Em São Paulo, em 2008, alguns caminhões bloquearam uma grande avenida de São Paulo por erro no agendamento de entrega de um hospital da região
Planejamento de recepção e documentação	Quando um insumo chega à organização, pode precisar de armazenamento especial urgente ou ser transportado para outra unidade. Essas atividades, assim como toda a documentação de recebimento dos materiais e medicamentos, deve ser planejada para que não haja erros
Chegada e descarga de produtos	Saber como cada insumo deve ser descarregado e como deve ser feito o pré-armazenamento é fundamental para agilizar o processo de descarga dos produtos. Reduzir o tempo do caminhão do fornecedor na organização, por exemplo, auxilia o agendamento de mais entregas no mesmo período
Controle de qualidade	Todo insumo está sujeito a danos no caminho do transporte. Por isso, a conferência do estado de cada recebimento é fundamental. Além dos danos visíveis – caixas quebradas ou amassadas – alguns insumos devem respeitar condições específicas de temperatura. Para cada um deles, devem estar documentados os padrões de recebimento para a conferência no momento da chegada
Transporte interno	Quando os insumos chegam à empresa, são pré-armazenados na própria doca de recebimento. O transporte entre a doca e o setor de armazenamento é função, em alguns hospitais, do próprio setor de recebimento. Em outras organizações, porém, faz parte do rol de tarefas do pessoal do almoxarifado

Armazenamento

Talvez o setor de armazenamento seja o maior fornecedor de informações para a gestão de estoques.

São várias as áreas de armazenamento em uma clínica ou um hospital, de acordo com a quantidade de camadas da organização. Além do almoxarifado, há a farmácia central e as áreas de assistência direta ao paciente, como alas de internação e pronto-socorro.

Setores de armazenamento

• Almoxarifado central

No almoxarifado central concentra-se a maior parcela dos itens em estoque do hospital. Sua área física depende do tamanho

Gestão de Operações em Saúde
para hospitais, clínicas, consultórios e serviços de diagnóstico

e da complexidade da organização e, em vários casos, é dividido em almoxarifado geral e almoxarifado clínico. Este último armazena os medicamentos e materiais de uso direto na prestação de serviço de saúde. Como será visto adiante, os medicamentos já separados ou unitarizados são responsabilidade das farmácias, mas, enquanto estão em suas embalagens originais, podem ser encontrados nos almoxarifados.

Independentemente da organização do almoxarifado, alguns itens usados em hospitais devem ter cuidados especiais de armazenamento. Os produtos inflamáveis, por exemplo, devem ser armazenados separadamente dos demais, de preferência em áreas protegidas por paredes e portas antifogo. Da mesma forma, os termolábeis – cuja manutenção exige ambiente de temperatura e umidade controladas – também necessitam de um espaço específico, como câmaras frias.

Os almoxarifados centrais deveriam abastecer as unidades de forma que a produção – ou prestação de serviço – tenha os meios suficientes para suportar a demanda. Um dos principais problemas é a ineficiência do distribuidor central de manufaturas e do varejo em abastecer corretamente suas filiais. Essa diferença de demanda é chamada de *efeito chicote* ou *bullwhip effect* (também conhecida como *forrester effect*). A primeira causa é de imprevisibilidade da demanda. Procedimentos cirúrgicos agendados, por exemplo, podem ser cancelados e toda a preparação, desfeita. Outro fator é a falta de coordenação e compartilhamento de informações pelos diferentes departamentos envolvidos. Os estoques em excesso nos hospitais ajudam a evitar este efeito, mais comum em outros setores. Apesar disso, quando os itens têm menor saída, é recomendado manter estoques pequenos no almoxarifado, em vez de nas unidades.

Existem ainda materiais e medicamentos de alto custo que, normalmente, são armazenados em salas de acesso controlado. Serão tratados nas seções seguintes, nos itens de farmácia e centro cirúrgico.

• Farmácia

As farmácias hospitalares têm basicamente quatro funções, que serão detalhadas posteriormente: receber, manipular, armazenar e distribuir medicamentos às áreas, aos profissionais e pacientes. Para isso, necessitam de áreas internas separadas, cujas normas de construção são elaboradas pela ANVISA. Os principais ambientes que formam uma farmácia hospitalar estão listados na Quadro 5.2, com as respectivas dimensões.

Além das farmácias hospitalares centrais, vários hospitais possuem outras unidades, menores e mais simples, para atendimento direto às áreas de atenção ao paciente. As chamadas farmácias-satélites devem ter área mínima de 4 m², mas podem ser substituídas por dispensários automáticos, que serão apresentados posteriormente.

Qudro 5.2. Ambientes que compõem uma farmácia hospitalar

Unidade	Descrição	Dimensão
Área de recepção e inspeção de medicamentos	Local onde são inspecionados os insumos recebidos diretamente do setor de recebimento ou do almoxarifado clínico	10% da área de armazenagem
Área para armazenamento e controle	Mesmo que haja um almoxarifado clínico, a farmácia hospitalar deve manter uma área de estoque para fracionamento, manipulação e separação dos medicamentos	0,6 m² por leito (sem contabilizar áreas de termolábeis e imunobiológicos)
Área de distribuição	Este local é destinado à saída dos medicamentos já separados ou unitarizados	10% da área de armazenagem
Sala de manipulação, fracionamento de doses e reconstituição de medicamento	Área destinada aos processos específicos da farmácia, que serão apresentados posteriormente	12 m²
Área de dispensação	Este local é destinado à saída dos medicamentos já separados ou unitarizados	6 m²
Sala de limpeza e higienização de insumos (assepsia de embalagens)	Obrigatória apenas se houver preparação de soluções parenterais ou de quimioterápicos	4,5 m²
Sala de preparação de quimioterápicos	Os quimioterápicos exigem uma preparação farmacêutica de grande complexidade e devem ter uma sala à parte (pode ser em conjunto com a de nutrição parenteral)	5,0 m² por capela de fluxo laminar*
Sala de manipulação de nutrição parenteral	A nutrição parenteral exige uma preparação farmacêutica de grande complexidade e deve ter uma sala à parte	5,0 m² por capela de fluxo laminar*

* Capelas de fluxo laminar são equipamentos de proteção ao produto manipulado, ao operador e ao ambiente.

Fonte: ANVISA. RDC nº 50, de 21 de fevereiro de 2002.

- Centro cirúrgico

O centro cirúrgico possui, isoladamente, vários setores internos que alimentam as cirurgias com equipamentos, materiais e medicamentos. Usualmente existe, de fato, uma farmácia-satélite própria, cujas atividades são complementadas pela central de material esterilizado (CME) e pelo departamento de OPMEs. Além disso, é o único setor do hospital que recebe insumos diretamente do fornecedor, sem a passagem pelo setor de recebimento, que ocorre nos casos de entrega de OPMEs temporários.

A CME é um departamento que realiza toda a higienização de materiais, instrumentos e equipamentos que são reutilizados para diversos procedimentos. Pinças, tesouras, campos cirúrgicos e retratores são alguns dos itens que passam por esses processos. Ademais, a CME é muitas vezes responsável pela montagem dos *kits* cirúrgicos, cuja organização é fundamental para a realização das cirurgias.

Pela grande quantidade de psicotrópicos e anestésicos que utiliza, a área para medicamentos controlados deve ter tamanho adequado à rotina e ao volume de trabalho do centro cirúrgico.

- Lactário, cozinha e alimentação especial

A discussão sobre alimentação é uma seção à parte das demais, pois trabalha com insumos descartáveis e perecíveis que não são clínicos, mas que fazem parte do processo de prestação do serviço hospitalar, principalmente para os pacientes internados.

Os lactários são responsáveis pela preparação de mamadeiras para recém-nascidos e crianças. Seus procedimentos exigem regras específicas de funcionamento, com existência de áreas limpas e sujas isoladamente.

A cozinha prepara os alimentos consumidos pelos pacientes cuja ingestão pode ser feita via oral. Sob indicação da Nutrição, são preparadas refeições para necessidades específicas de cada paciente como, por exemplo, para dietas hipossódicas e hipoproteicas. As normas de construção das cozinhas hospitalares são também definidas pela ANVISA. Para uma cozinha que prepara até 200 refeições por turno, por exemplo, deve ser respeitada a área de 0,45 m^2 por refeição. Alguns hospitais terceirizam o processamento dos alimentos, mas o espaço físico continua existindo dentro da organização, apesar de não ser obrigatório.

Alguns pacientes necessitam de alimentos que são ingeridos via enteral ou parenteral. No primeiro caso, uma sonda é inserida pelo nariz e leva o alimento até o estômago ou intestino delgado. Para a preparação desses produtos, é necessário espaço específico, também com restrições de área limpa e suja. Na forma parenteral, por sua vez, os nutrientes são injetados no sistema vascular do paciente e o responsável por sua preparação é a farmácia.

Controle de estoques

Onde houver estoque, deve existir também seu controle. Para isso, veremos agora algumas métricas e métodos de análise mais comuns na gestão de estoque.

- Variação de estoque e saldo

Estoques são dinâmicos e têm alterações diárias, mensais e anuais. A melhor forma de acompanharmos estas mudanças é por meio de gráficos, que mostram o comportamento dos estoques ao longo de um período. Podemos acompanhar o comportamento dos estoques, analisando suas entradas e saídas, ou analisar apenas o saldo, entradas menos saídas. Esses dados, alinhados às demais métricas, permitem ao gestor detectar o melhor momento para a compra e a reposição dos insumos.

Também há três métricas utilizadas para ligar o estoque presente ao que já está prometido para entrega (Quadro 5.3).

Quadro 5.3. Métricas de gestão de materiais

Métrica	Descrição
Estoque à mão	Quantidade do item fisicamente presente na organização, que permite o pronto atendimento ao cliente
Estoque líquido	Diferença entre o estoque à mão e as encomendas
Posição do estoque	Mede o nível de estoque atual. Igual à soma do estoque físico mais o número de unidades já encomendadas (on order), menos as que não serão atendidas (back orders)

- Estoque médio

O estoque médio é a média dos saldos de estoque em um período de tempo. Esta informação é extraída de dados estáticos, fotografias de determinados dias. O estoque médio de um período específico é dado pela média dos estoques inicial e final. Mas o estoque médio anual é dado pela média mensal dos estoques (Quadro 5.4 e Tabela 5.1).

Devemos tomar cuidado com o cálculo do estoque médio para itens de alta variabilidade, pois um incidente qualquer pode trazer a média para cima. Imagine que, em certa semana, haja um foco de infecção hospitalar em determinada ala de internação e ocorra um aumento do uso de antibióticos. Esse evento provavelmente não ocorrerá na mesma intensidade e no mesmo local na mesma semana do ano seguinte. Assim, apoiar a decisão de estoque apenas na média histórica é perigoso e pode levar a erros. Nestes casos, é importante sempre analisarmos o desvio-padrão sobre a média, que mostra a variabilidade dos itens. Se esse valor não for alto, a variação é pequena.

Quadro 5.4. Fórmulas de estoque médio

Estoque médio de um período específico	$Estoque\ médio = \dfrac{EI + EF}{2}$
Estoque médio de um conjunto de períodos	$Estoque\ médio_{período} = \dfrac{Ef_{jan} + Ef_{fev} + \ldots + Ef_{dez}}{12}$

Tabela 5.1. Cálculo de estoque médio

Mês	Estoque inicial	Estoque final	Estoque médio
Janeiro	6.000	1.200	3.600
Fevereiro	1.200	3.400	2.300
Março	3.400	5.200	4.300
Abril	5.200	2.600	3.900
Maio	2.600	4.600	3.600
Junho	4.600	5.200	4.900
Julho	5.200	1.400	3.300
Agosto	1.400	4.800	3.100
Setembro	4.800	2.300	3.550
Outubro	2.300	1.100	1.700
Novembro	1.100	5.000	3.050
Dezembro	5.000	6.400	5.700
Média anual			3.583,3

- Estoque de segurança e cobertura

O estoque de segurança deve ser sempre somado ao estoque operacional, que é a quantidade de insumos para atendimento da demanda prevista. Assim, se nossa demanda é de 100 ampolas de benzetacil e nosso estoque de segurança é de cinco unidades, deveríamos sempre ter em estoque 105 ampolas. O estoque de segurança serve para diminuir o risco de faltar algum insumo. Como já dissemos antes, os hospitais possuem estoques inflados devido à incerteza. Isso mostra que os estoques de segurança são numerosos.

Outro motivo de grandes estoques de segurança é a falta de confiabilidade dos fornecedores. Em entrevistas com profissionais da área de logística hospitalar, é comum ouvirmos reclamações de atrasos nas entregas ou carregamento de mercadorias erradas ou fora da especificação. Em alguns casos, a própria infidelidade dos hospitais em relação a seus fornecedores atrapalha a criação de um vínculo comercial mais estável.

Como veremos a seguir, o aumento do estoque acarreta o crescimento de seus custos de manutenção. Por maior que seja a imprevisibilidade do setor de Saúde, a constante revisão dos estoques de segurança é necessária. Muitas vezes, o problema com um fornecedor, por exemplo, foi solucionado e não há mais necessidade de se manter um estoque de segurança tão elevado.

A classificação XYZ, já apresentada no início deste capítulo, é uma forma de auxiliar a definição dos estoques de segurança. Itens mais críticos podem ter estoques mais inflados, por exemplo. Além disso, a combinação da XYZ com a ABC também nos mostra o impacto financeiro de aquisição desses insumos. Gaze, por exemplo, é um item cujo preço unitário é baixo, que também o hospital não pode se dar ao luxo de deixar faltar. Se o consumo de gaze se mostrar muito variável na organização, pode-se considerar a compra "extra" do material por questão de segurança do próprio paciente.

Outra métrica relacionada ao estoque de segurança é a cobertura. Cobertura é o quanto o estoque de segurança cobre a demanda média. Ela é normalmente dada em unidades de tempo. Por exemplo, se nosso estoque de segurança de seringas de 5 ml é de 200 unidades e a demanda semanal é de 50 unidades, nosso estoque de segurança cobre quatro semanas. Essa informação, combinada ao tempo de emissão do pedido e de entrega do fornecedor, auxilia o planejamento da demanda e o processo de compras do hospital (Quadro 5.5).

Quadro 5.5. Cálculo de cobertura

Estoque	Demanda	Cobertura
200 unidades de seringa	50 unidades por semana	4 semanas

• Custos de manutenção

Os custos de manutenção do estoque são formados por toda estrutura e todos os recursos necessários ao armazenamento e gerenciamento dos estoques na organização. São considerados salários, energia, desperdícios, estoques de segurança e perdas.

Notem aqui que os custos de manutenção não devem ser calculados apenas para as instalações centrais de armazenamento, mas também para todos os pontos de estoque internos da organização. A farmácia central, por exemplo, tem uma estrutura especial para a guarda de medicamentos, que gera despesas para a organização. Se ela possui um estoque de segurança mais numeroso do que o necessário, sua necessidade de espaço, iluminação e pessoal é maior.

Nos hospitais, o custo de manutenção do inventário está entre 11 e 16% do valor do próprio estoque. Se comparado com outros setores, este valor deveria estar em torno de 2%. Alguns dos principais fatores deste alto custo de manutenção são: a falta de processos padronizados; procedimentos ineficientes; pouco conhecimento técnico dos funcionários; e, finalmente, o uso limitado e pouco integrado de sistemas de informação (Quadro 5.6).

Distribuição

Na distribuição interna de insumos, os processos de planejamento e controle de estoque se repetem em cada um dos departamentos que possuem materiais e medicamentos. O almoxarifado e a farmácia centrais funcionam como um centro de distribuição para essas unidades.

Quadro 5.6. Fatores de crescimento dos custos de manutenção de estoques

Fatores	Detalhamento
Falta de itens padronizados	Em muitos hospitais, a lista de medicamentos e materiais padronizados aumenta o número de itens em estoque, muitas vezes semelhantes, que, se agrupados, poderiam ser adquiridos e mantidos a custos menores
Procedimentos ineficientes	Em 2010, soube que um dos maiores hospitais do Brasil ainda controla seus medicamentos na farmácia manualmente, por meio de fichas
Pouco conhecimento técnico dos funcionários	Ao visitarmos hospitais e clínicas, é comum encontrarmos dois grupos de profissionais: um deles tem grande experiência na área de saúde, mas não tem formação específica em gestão de suprimentos; outro é especialista em logística, mas não conhece a área médica e sua complexidade. O ideal é termos profissionais híbridos, com forte conhecimento tanto na área de suprimentos quanto na de saúde. A ausência de livros e cursos específicos sobre o assunto agrava a situação
Uso limitado e pouco integrado dos sistemas de informação	O uso de tecnologia de informação no controle de suprimentos não é integrado no processo de prestação do serviço e raramente dados de produção são utilizados para previsão da demanda ou manutenção do estoque. As indústrias e o varejo já aprenderam a utilizar essa integração

Métricas como estoque médio e de segurança, por exemplo, devem ser calculadas em cada uma das unidades. A reunião de todos esses dados dará, ao departamento central de compras, a visão do que deve ser comprado em determinado período.

Falamos anteriormente sobre previsão de demanda e variabilidade. Essa análise deve vir das unidades técnicas de prestação de serviços. É improvável que o setor de suprimentos tenha acesso a todos os dados de atendimento, principalmente após a implantação da Lei Geral de Proteção de Dados Pessoais (LGPD). Isso dificulta a realização de análises técnicas sobre qual medicamento é melhor ou pior para determinado caso. A área de compras, nesse caso, é um facilitador apenas da intermediação entre os consumidores (unidades) e os fornecedores.

O setor de suprimentos, então, tem também a atividade de distribuição interna e cada uma das áreas tem seus miniprocessos de recebimento e armazenamento, com suas atividades e métricas específicas. É seu papel planejar, junto às unidades, o melhor horário de reposição e as formas de solicitação. É comum vermos maus planejamentos das unidades e uma enorme quantidade de pedidos "urgentes". Um hospital de São Paulo fez uma grande campanha interna para reduzir as solicitações extras. Foi necessário conscientizar os profissionais assistenciais da necessidade de planejamento das áreas. A instituição ministrou cursos rápidos de gestão de estoque a esses funcionários e alocou profissionais para ajudar as áreas no planejamento e controle de seus suprimentos. Resultado: o número de solicitações extras foi reduzido em 80% e as áreas de farmácia e suprimentos conseguiram organizar melhor suas atividades internas.

Soluções para gestão de estoques

A gestão de estoques pode ser decomposta em três aspectos: *quem* é o dono dos itens; *onde* ficam armazenados; e *como* são controlados. Estes três pontos auxiliam a compreensão de vários modelos para melhoria da gestão de suprimentos nas organizações, que serão apresentados nesta seção.

A dona dos itens em estoque (*quem*) – matéria-prima ou produtos acabados – é tradicionalmente a empresa que os utiliza ou produz. Entretanto, são várias as formas de se manter um item fisicamente em uma loja ou indústria sem que se tenha posse dele. É o caso, como veremos a seguir, da consignação (direta e reversa). O local de armazenamento (*onde*) também influencia a gestão de suprimentos. Os custos de armazenamento são relevantes para os gastos gerais com materiais e, também tradicionalmente, a área de guarda dos estoques pertence à empresa que os utiliza. Por fim, o meio pelo qual os insumos são controlados (*como*) – por exemplo, definição do nível de estoque e ressuprimento – também era de responsabilidade do próprio hospital. Porém, há diversas soluções em que empresas terceiras são contratadas para a gestão de alguns desses processos. Muitas das discussões sobre essas propostas têm por base a questão de custos, mas devem também considerar a importância da disponibilidade imediata e constante dos itens, principalmente os críticos. Selecionamos algumas das soluções descritas a seguir.

Armários especiais

O uso de meios especiais de armazenamento para espaços restritos não é exclusivo da área hospitalar, mas para todos os serviços que necessitam de uma forma organizada de guardar materiais e arquivos e, ao mesmo tempo, racionalizar espaço. Os armários deslizantes foram introduzidos na área hospitalar para organizar o Serviço de Arquivo Médico e Estatística (SAME), que armazena os prontuários em papel. Atualmente, também são usados para organização de farmácias e almoxarifados, mas comportam apenas itens de médio e pequeno volume. Outro tipo de móvel usado para armazenamento e racionalização de espaço são gaveteiros especiais para colocação de medicamentos já individualizados.

Sistemas de automação do ponto de uso

Os Sistemas de Automação do Ponto de Uso (SAPU ou *APU – Automated Point of Use*) ou de Dispensação Automática de Drogas (*ADS – Automated Drug Dispensing System*) são equipamentos que permitem o controle e acesso a materiais e medicamentos. Assim como as *vending machines*, usadas para lanches e refrigerantes, os SAPUs somente liberam determinado insumo após a devida identificação do produto a ser utilizado.

Essas máquinas são sistemas que dispensam medicamentos e materiais e estão sendo usadas para substituir farmácias-satélites. São armários automatizados, dotados de um monitor e um teclado, onde os funcionários registram toda a movimentação de entrada e saída de insumos. Alguns possuem gavetas, com espaços destinados especificamente a medicamentos, com possibilidade de controle de dosagem para, por exemplo, psicotrópicos. As mais comuns são usadas apenas para medicamentos, mas já existem as também para materiais de pequenos e grandes volumes (Figura 5.9).

Há vários estudos sobre o histórico da automação de dispensadores de medicamentos e suas vantagens. A substituição de farmácias-satélites por dispensadores automáticos poderia diminuir gastos com funcionários, mas os autores apresentam vários trabalhos críticos ao sistema na questão de redução de custo. Outro fator questionável é a redução dos erros de medicação. Novamente, são citados vários trabalhos que contestam essa hipótese (Figura 5.10).

Porém, há algumas possíveis vantagens de uso que não foram citadas por esses autores. Dentre elas, estão: o aumento da

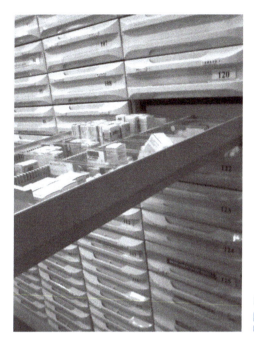

Figura 5.9. Gaveteiro para armazenamento de medicamentos.

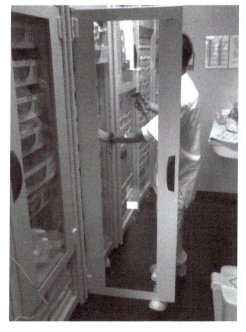

Figura 5.10. Sistema de dispensação automática.

segurança, redução do espaço físico, melhoria das condições de armazenamento e redução do desperdício por meio do controle de lotes e prazos de validade.

Esses sistemas, quando implantados com sucesso, melhoram as transações operacionais e reduzem os custos das atividades diretas da gestão dos estoques. Além disso, obrigam os funcionários a identificar o paciente e o material retirado, diminuindo perdas pela não cobrança dos itens.

Estoque Zero (Stockless Inventory)

O princípio do estoque zero é o mesmo do *Just in Time*, popularizado na década de 1980 pelo amplo uso na indústria automobilística. Esse modelo prevê uma redução no nível de estoques das organizações por meio do aumento da frequência de entregas de insumos por distribuidores ou produtores.

Nesse modelo, os fornecedores entregam diretamente os produtos aos pontos de uso, transpassando o centro de recebimento e os centros de armazenamento primário (almoxarifados e farmácia). Os pedidos, porém, ainda são realizados pelo hospital, diferentemente do modelo de gestão pelo fornecedor, descrito a seguir.

A implantação de um sistema de estoque zero exige uma enorme e contínua troca de informações entre hospitais e fornecedores. Além disso, exige que o número de fornecedores envolvidos seja reduzido.

Uma consequência da implantação do modelo é o aumento dos preços dos produtos, que gira em torno de 3 a 7%, podendo atingir 15%, dependendo do insumo. A redução dos custos operacionais da gestão dos estoques, entretanto, é significativa.

O modelo de JIT só pode ser implantado com sucesso em organizações que estejam próximas aos seus distribuidores, ou onde eles possam atendê-las com facilidade. De outra forma, os custos e riscos não compensam a operação.

Alguns hospitais já utilizam o modelo de entrega direta apenas para materiais de escritório. O fornecedor acessa diretamente as necessidades de ressuprimento e distribui individualmente para cada departamento. Esse modelo é visto também na relação com materiais e medicamentos consignados que não são utilizados correntemente no hospital (também chamados de temporários). As empresas que fornecem *esses* insumos não possuem relação com os departamentos de compra ou de recebimento central da organização. Nesses casos, os pedidos são feitos diretamente pelos funcionários do centro cirúrgico (ou de outro departamento solicitante) *e* a entrega é feita no mesmo local. A distinção dos dois exemplos está na previsibilidade dos materiais solicitados, no caso dos materiais de escritório; os consignados temporários são pedidos individualmente *e* sob uma demanda "ativa".

Gestão de inventário pelo fornecedor

O modelo de gestão de inventário pelo fornecedor (VMI – *Vendor Managed Inventory*) surgiu na década de 1990, como resposta à principal crítica sobre eficiência do modelo de estoque zero: a concentração da tomada de decisões de compra pelos próprios clientes. Os prestadores, ao entrarem nessa estrutura, não se preocupam com a otimização da cadeia, apenas com a reposição. Nesse modelo de terceirização, o controle *e* a gestão do inventário são feitos pelo produtor ou pelo distribuidor, incluindo o recebimento, a estocagem *e* o planejamento de compras. Esse modo é usado em casos de sucesso, principalmente para os insumos não críticos.

As empresas que prestam o serviço de gestão de inventário, em qualquer um dos níveis, devem compreender *e* saber analisar profundamente a cadeia de negócios *e* suprimentos de seus clientes.

Os distribuidores podem participar do fluxo de materiais *e* medicamentos em cinco níveis, resumidos no Quadro 5.7. Nota-se que a participação ativa dos distribuidores na cadeia interna da organização só ocorre a partir do *nível 2 e* no *nível 00* (este ocorre principalmente para os itens consignados – ver próxima seção). O aumento da complexidade das *etapas* está diretamente relacionado ao uso integrado de informações *entre* hospitais, distribuidores *e* fornecedores. Para o funcionamento adequado das atividades de cada parceiro, o compartilhamento de dados deve ser eficiente para permitir que os processos de distribuição ocorram no tempo correto de atendimento.

Uma das principais vantagens do VMI *é* a redução do efeito chicote, já que o fornecedor gerencia o ressuprimento *e* evita

Quadro 5.7. Níveis de participação do distribuidor no fluxo de insumos

Nível	Função do Distribuidor	Função do Prestador
00	Gestão e transporte dos produtos diretamente às áreas de uso	O prestador frequentemente não inclui o item como estoque ou o item entra na contabilidade apenas após o uso
0	Gestão e armazenamento dos produtos em uma empresa de logística para redução de custos de transporte e gerenciamento e para melhor conexão entre fabricantes e distribuidores	O prestador faz o recebimento e entrega os produtos para o armazenamento ou para o uso
1	Distribuidor traz os produtos pedidos diretamente para o hospital	Os funcionários do prestador separam os pedidos em quantidades menores para serem transportados para as unidades de atendimento para uso ou armazenamento
2	Distribuidor já faz a separação do lote para as unidades de atendimento específicas e entrega no setor de recebimento do hospital	Os funcionários do prestador transportam os itens previamente separados para os almoxarifados das unidades de atendimento ou dispensadoras
3	Distribuidor realiza as funções dos níveis 1 e 2 e transporta os itens diretamente para as unidades de atendimento	Os funcionários do prestador recebem e organizam os itens nos almoxarifados das unidades de atendimento ou dispensadoras
4	Distribuidor realiza as funções dos níveis 1, 2 e 3 e organiza os itens diretamente nos almoxarifados das unidades de atendimento ou dispensadoras	Funcionários do prestador têm papel reduzido no transporte interno

Fonte: Smeltzer LR & Schneller ES. *Strategic Management of the Health Care Supply Chain*. John Wiley Professional, 2006.

a aquisição exagerada de insumo. Existe um submodelo chamado Programa de Ressuprimento Contínuo (CRP – *Continuous Replenishment Program*), que utiliza a troca eletrônica de informações (EDI) para lidar com imprevisibilidades de demanda e é utilizado principalmente nas relações entre varejo e fornecedores. Nesse modelo, o varejista informa – em tempo real – seu nível de estoque ao fornecedor. Com base nesta informação, esse último ressupre automaticamente o estoque, sem a necessidade de emissão de pedidos. Dentre as vantagens, estão a negociação diária de preços com fornecedores e a capacidade constante de giro de estoque.

Nos últimos anos, foi popularizada no Brasil a terminologia dos modelos logísticos, que vão desde uma empresa que possui sua própria frota de distribuição (1PL) até a delegação de quase todo o processo interno para distribuidores, chamados de operadores logísticos (5PL). (Quadro 5.8)

Quadro 5.8. Níveis de operação logística

1PL First-Party Logistics	A fábrica de OPME tem sua própria frota de transporte de mercadorias e entrega diretamente para o hospital.
2PL Second-Party Logistics	A fábrica de OPME contrata uma transportadora para levar os produtos diretamente até o hospital. O papel da transportadora é apenas pegar o produto em um lugar e levar para outro. É o modelo de motoboys de aplicativos de *delivery* ou dos Correios. A cada entrega, o contrato é diferente do outro.
3PL Third-Party Logistics	A indústria de OPME contrata um operador logístico que mantém um estoque dos produtos em seus centros de distribuição para fazer entregas aos hospitais. Esse operador é responsável por armazenar, transportar, gerenciar estoques e, muitas vezes, também pela embalagem de produtos.
4PL Fourth-Party Logistics	Enquanto o operador do nível anterior apenas executa as decisões da indústria de OPME, no 4PL ele tem autonomia para sugerir e implantar nos processos para aprimorar a cadeia. Um operador logístico 4PL atua como um consultor de cadeia de suprimentos. Muitas vezes, não possui sua própria infraestrutura logística e "quarteiriza" essas atividades para operadores 3PL.
5PL Fifth-Party Logistics	Além das soluções logísticas dos outros modelos, um operador 5PL também atua na negociação comercial e na integração completa da cadeia. É um modelo comum nos grandes *e-commerces*.

Consignação

Comprar em consignação significa que o pagamento está ligado à efetiva utilização (ou revenda) do insumo. As políticas de compras neste modelo são usadas principalmente para OPMEs, já discutidos anteriormente, ou para medicamentos de alto custo. Há dois tipos principais de produtos consignados, dependendo da frequência e do caso de uso. Alguns deles, mais genéricos e de maior utilização, ficam disponíveis permanentemente no hospital e são normalmente contabilizados como produtos em estoque. Outros são solicitados e entregues apenas quando já há algum procedimento agendado. Esse último é muito comum no caso de próteses: para uma cirurgia, o médico pode solicitar vários tipos ou tamanhos, a fim de verificar o de melhor adequação ao paciente. Os não usados são devolvidos para a indústria de OPME.

Os materiais consignados de uso cirúrgico "passeiam" por vários integrantes da cadeia, o que consiste em um enorme desafio de controle para o fornecedor e para o hospital. O hospital informa à indústria o que foi utilizado para que possa cobrar da fonte pagadora. E o fabricante deve verificar se os itens não usados realmente voltaram para o seu estoque. As probabilidades de perdas e avarias de produtos nestes processos de idas e vindas são enorme e prejudicam todas as organizações envolvidas.

Parcerias com Fornecedores

O menor nível de estoques com otimização de custos só é obtido quando toda a cadeia de suprimentos é considerada um sistema único. Além da participação de diversas indústrias farmacêuticas nos grupos de discussão de padronização na área de Saúde, alguns laboratórios nacionais vêm incrementando seu modelo de identificação de produtos, que já imprime nas embalagens o código de barras com informações de lote de validade dos medicamentos.

Distribuição Descentralizada

Um modelo de distribuição intermediária entre a tradicional e a terceirizada é a distribuição descentralizada, em que os setores dos hospitais fazem contato direto com fornecedores, como se fossem unidades de negócios independentes. Esse modelo reduz o nível de inventário. Há, porém, apontam diversos fatores negativos, como: menor padronização, menor negociação por volume e maior custo para o fornecedor.

Kits

Os *kits* são conjuntos de materiais e medicamentos previamente separados e embalados para uso em determinado procedimento. Um dos mais comuns são os *kits* cirúrgicos, que são organizados de acordo com o tipo de cirurgia. Eles auxiliam os profissionais na organização prévia dos itens necessários e no inventário do que foi realmente utilizado durante a prestação do serviço. Além do uso interno nos hospitais, distribuidores de materiais cirúrgicos em consignação, principalmente OPME, utilizam *kits* para envio e conferência posterior dos itens utilizados.

São quatro vantagens do uso de *kits*: auxílio na prevenção de erros, redução de perdas e desvios, redução de trabalho e redução do tempo de operação logística (Quadro 5.9).

Quadro 5.9. Vantagens do uso de *kits*

Vantagem	Descrição
Prevenção de erros	Quando um *kit* retorna para a área de suprimentos, seu conteúdo é verificado e os itens faltantes, repostos. Como os materiais que não foram usados permanecem na caixa, não há movimentação de produtos de ida e volta para as prateleiras, o que é uma grande fonte de erros
Redução de perdas e desvios	A falta de um insumo dentro de um *kit* é mais facilmente identificada do que em toda a área de estoque, em que os materiais e medicamentos podem mudar sempre de lugar
Redução de trabalho	Como não há movimento de ida e volta para as prateleiras, o tempo e o volume de trabalho são reduzidos
Redução do tempo de operação logística	Quando os *kits* são externos, são selados após a conferência do fornecedor. Assim, não há necessidade de reconferência em todas as partes do processo de distribuição até a chegada ao usuário final

Fonte: Adaptado de Machline C & Sampaio M. A new kind of operation inventory: the pre-assembled kit. SIMPOI – XI Simpósio de Administração da Produção. Logística e Operações Internacionais, FGV – EAESP, 2008.

Crossdocking

O *crossdocking* é uma metodologia introduzida pelo Walmart para tentar reduzir o custo de transporte durante o processo de ressuprimento das unidades. No processo, os produtos são entregues por um fornecedor a unidades das organizações por caminhões que são reutilizados para levar produtos de vários fornecedores para o próximo nível da cadeia. O *crossdocking* é mais interessante para as organizações quando as demandas são estáveis e quando o custo do local onde está o consumidor é muito alto.

Além disso, o *crossdocking* pode ser usado para intercambiar produtos entre filiais, com base nos locais em que há excesso ou falta de itens. Essa estrutura permite que os estoques sejam menores nas unidades, que os espaços de armazenamento sejam aproveitados da melhor forma e reduz custos de manuseio, uma vez que não precisam ser retirados e recolocados nas embalagens.

Organizações que possuem mais de uma unidade de atendimento em locais diferentes podem utilizar esta metodologia. Um transporte que leva medicamentos e materiais para uma delas pode trazer de volta insumos excedentes que não estão sendo utilizados, mas que podem ser aproveitados pelas outras unidades. O *crossdocking* exige uma grande integração e alinhamento de informações entre as várias "filiais" para que funcione corretamente.

Para conhecer mais...

1. **Barbieri JC, Machline C. Logística Hospitalar – Teoria e Prática. São Paulo: Editora Saraiva, 2006.**
   Melhor e mais completo texto sobre logísticas hospitalares. Traz exemplos, métricas e indicadores de todos os processos de gestão de estoques, desde o planejamento da demanda até a distribuição interna.

2. **Reynolds E, Wickenden C, Olivier A. The impact of improved safety on maintaining a sufficient blood supply. Transfusion Clinique Et Biologique 2001; 8(3).**
   Texto sobre rede de suprimentos de estoques de sangue e hemoderivados.

3. **Balka E, Kahnamoui N et al. Who is in charge of patient safety? Work practice, work processes and utopian views of automatic drug dispensing systems. International Journal of Medical Informatics 2007; 76(Suppl. 1):S48-S57.**
   Texto sobre o histórico e as características do uso de dispensadores automáticos.

4. **Muitas associações e consultorias fazem estudos periódicos sobre a área de suprimentos em saúde. Os dados deste capítulo foram extraídos dos *links* a seguir:**

ANAHP – *Associação Nacional de Hospitais Privados. https://conteudo.anahp.com.br/observatorio-2021.*

Cardinal Helath – Operador logístico. https://www.cardinalhealth.com/en/essential-insights.html.

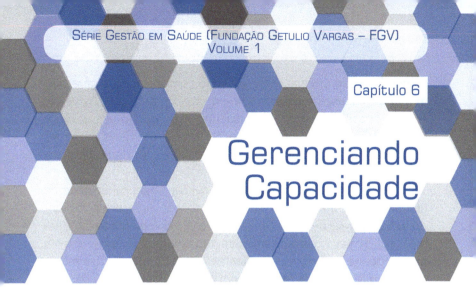

Gerenciando Capacidade

Gerenciar a capacidade em hospitais, clínicas, consultórios e serviços de diagnóstico é lidar com a diferença entre a demanda pelo serviço e a capacidade da organização de suprir esta demanda e atender adequadamente seus pacientes. A capacidade está intimamente ligada a como gerenciamos nossos recursos na organização, como pessoas, equipamentos e instalações. Veremos no decorrer do capítulo que tanto o excesso quanto a falta de demanda são prejudiciais. Filas na porta do pronto-atendimento ou profissionais e consultórios ociosos, por exemplo, fazem a organização perder dinheiro e qualidade.

Na questão de capacidade, os prestadores de serviços são diferentes de cinemas ou indústrias. É permitido a um cinema dizer aos clientes que os ingressos estão esgotados e sua perda pode ser apenas financeira. Uma indústria pode simplesmente parar de produzir determinado produto quando lhe convém mercadologicamente. Porém, um hospital não pode fechar as portas e dizer ao paciente de urgência "volte amanhã". Da mesma forma, um pronto-socorro não pode deixar de atender pacientes de determinada doença sem dar, pelo menos, o primeiro atendimento em casos de emergência.

Porém, todas essas empresas possuem recursos que às vezes prejudicam o processo de produção ou prestação de serviço. Em alguns restaurantes, por exemplo, é comum vermos fila nos finais de semana ou horários mais movimentados. Ela representa um gargalo de atendimento para aqueles que querem se sentar para comer. Filas são um dos exemplos mais comuns de mau gerenciamento de recursos e capacidade em uma organização. Às vezes, em um hospital, há casos de pacientes aguardando liberação de leito na UTI na área de recuperação anestésica. Esses pacientes estão, da mesma forma que no cinema, formando uma fila para atendimento.

Neste capítulo, veremos como avaliar nossa capacidade de atendimento e, no próximo, nossa organização de recursos, incluindo todas as áreas de prestação de serviços. Não adianta termos médicos suficientes no pronto-atendimento se nossa recepção é lenta para processar a ficha dos pacientes. Também não é interessante haver profissionais de farmácia em número ideal se o *layout* do local de separação de medicamentos atrapalha seu processo.

Vocês notarão que a gestão da capacidade utiliza várias das ferramentas e técnicas já apresentadas nos capítulos anteriores. Como os prestadores são um composto de produto e serviço, recursos humanos, instalações, suprimentos e processos devem ser analisados em conjunto para compor a capacidade total das organizações.

Novamente, é importante aqui ressaltarmos que consultórios, clínicas, hospitais e serviços de diagnóstico são organizações muito distintas e que, muitas vezes, diferem em tamanho e complexidade dentro de seus próprios grupos. Entretanto, os conceitos apresentados neste capítulo podem ser aplicados a qualquer uma dessas empresas, de acordo com suas características e necessidades.

Apesar de andarem juntos, capacidade e recursos merecem análises separadas. Vamos começar entendendo melhor como avaliar e gerir a capacidade das nossas organizações e, no próximo capítulo, vamos analisar a organização dos nossos recursos.

Definir a capacidade atual

O primeiro passo para o gerenciamento da capacidade é medir a capacidade produtiva da organização. Isso ajudará o gestor a compreender como – e se – pode atender a demanda. A grande dificuldade nesta medição, principalmente em serviços de Saúde, é a complexidade dos processos de atendimento ao paciente e sua variabilidade.

A capacidade produtiva atual é o volume máximo potencial que pode ser atingido por uma área produtiva em condições normais de operação. Nas indústrias, por exemplo, a capacidade atual é dada principalmente pela capacidade das máquinas e da disponibilidade de matérias-primas. Entretanto, sabem exatamente o que querem produzir: tênis, automóveis ou televisores. Nos hospitais, um paciente pode dar entrada para uma consulta de pronto-atendimento, não precisar de nenhum outro exame complementar e ser liberado pelo médico em 30 minutos. Entretanto, outra pessoa pode necessitar de exames complementares, ser encaminhada para uma cirurgia e ficar dez dias na UTI.

Há outro fator agravante para os prestadores de serviços de Saúde: quando uma empresa para, perde-se tempo de produção, dinheiro e até mesmo clientes. Em uma clínica ou um hospital, a impossibilidade de atender um paciente pode levá-lo à morte. Não são raros os casos na mídia sobre a falta de atendimento por superlotação nos hospitais brasileiros.

Durante a pandemia do Coronavírus, algumas cidades brasileiras ficaram sem estoque de oxigênio nos hospitais, levando pacientes, familiares e prestadores de serviço ao desespero.

Essa enorme gama de possibilidades causa uma variação muito grande do *mix* de serviços. Um meio de contornar parcialmente esse problema é analisar a organização de forma agregada, agrupando produtos e serviços para tentar obter uma estimativa geral da capacidade, que está diretamente ligada à demanda. De que adianta termos dez consultórios ativos se só recebemos cinco pacientes por hora?

Entretanto, a literatura de Operações mostra que essa avaliação agregada não consegue trazer valores precisos, devido à variabilidade de produtos e serviços. Um hospital que espera ter uma média de 85% de taxa de ocupação em um determinado mês pode ter dias ociosos e dias de superlotação. Assim, essa análise não pode ser estática e deve passar por revisões periódicas.

Os hospitais, por exemplo, podem enxergar a demanda de um centro cirúrgico em termos de horas de cirurgia ou quantidade de procedimentos por porte. Leitos são quantificados por dias de internação.

A definição da capacidade depende, principalmente, de dois fatores: tempo e especificação do produto e serviço. Como já dissemos antes, são justamente esses itens que mais variam nas organizações de Saúde. Um paciente que é admitido em um hospital com febre alta pode ser rapidamente diagnosticado com uma IVAS (infecção de vias aéreas superiores), apenas por meio de anamnese e exame físico. Em 40 minutos ele é liberado, nenhum exame complementar foi solicitado e o tratamento é feito em sua própria casa com medicamentos que ele adquire fora do hospital. Algum tempo depois, outro paciente entra na organização, com a mesma reclamação de febre alta, mas os exames iniciais acusam uma suspeita de dengue. Ele, então é encaminhado para uma série de exames complementares de sangue e fica no hospital em observação até os resultados saírem. Caso a suspeita se confirme, ele poderá ser internado para tratamento.

Variação de tempo

Quem atua em organizações de Saúde sabe que a demanda é extremamente variável ao longo do dia. Há horários de pico, em que profissionais são exigidos intensamente e cuidam, muitas vezes, de vários casos paralelamente. Em contrapartida, há períodos mais "sossegados", em que alguns recursos chegam a ficar ociosos. Um dos grandes problemas dessa sazonalidade é que a organização não pode simplesmente desabilitar alguns setores do hospital nos períodos com menor demanda. Nas indústrias, por exemplo, quando não há produção para uma determinada máquina, ela nem é ligada e seus operadores podem ser transferidos para outras áreas. No hospital, um técnico de radiologia não pode desligar o aparelho de raios X e trabalhar como auxiliar de enfermagem "nas horas vagas".

Também existe uma variabilidade por condições climáticas, eventos externos e datas comemorativas. Chovendo ou não, a produção de uma fábrica não se altera. Nas organizações de Saúde, há uma redução do número de pacientes em pronto-atendimento. Em dias de jogos do Brasil em Copa do Mundo, as salas de atendimento ficam vazias e lotam logo após a partida, muitas vezes em horários em que não eram esperados tantos pacientes. Nas indústrias, muitas vezes, os funcionários também param para ver os jogos, mas devem compensar as horas de folga em outros dias. Nos consultórios, profissionais geralmente reclamam desses eventos, pois os pacientes cancelam suas consultas.

As organizações de Saúde não podem – ou não devem – alterar seu modo de fazer as coisas devido à restrição de tempo, mas devem tomar cuidado, pois os exageros não são sustentáveis ao longo do tempo, como veremos no capítulo de gestão de recursos. Já dissemos que, em horários de pico, alguns médicos atendem mais rapidamente alguns pacientes, sobretudo em pronto-atendimento. Certa vez uma moça foi a um consultório de ortopedia particular com uma forte dor no joelho. Ela contou que, apesar de ter hora marcada, teve que aguardar o profissional por 20 minutos e a consulta (anamnese e exame físico) durou exatos oito minutos. E continuou com a dor.

Variação de especificação da produção

Algumas organizações podem mudar as características de suas operações para atender a uma determinada demanda ou período. Sabe-se que, em alguns restaurantes, quando as mesas estão lotadas, a comida demora mais para chegar à mesa. Ou então, quando não há demanda, é fechada parte dos salões. Advogados, em épocas mais ocupadas, reduzem os tempos de reunião com alguns clientes. Algumas montadoras, para liberar um novo modelo de carro, acabam produzindo itens que necessitarão de troca de peças posteriormente (o chamado *recall*).

Na área de Saúde, muitas vezes essa escolha não é possível, principalmente em locais de pronto-atendimento. Seria ideal se pudéssemos "escolher" não receber crianças quando o pediatra está atrasado ou falta ao serviço. Da mesma forma, é a condição do paciente que decide a prioridade do atendimento. Os mais graves são atendidos antes daqueles que podem esperar pelo atendimento. Dependendo do perfil dos pacientes presentes, a organização deve se adaptar rapidamente para conseguir dar o atendimento adequado a todos eles.

Classificações de risco, como a Triagem de Manchester, também preconizam o tempo máximo de espera que o paciente conseguiria aguentar dentro de sua condição.

Mas não é apenas a atenção direta ao paciente que tem variações no tempo de atendimento. O dono de uma clínica de pronto-atendimento em São Paulo relatou que, em horários com maior demanda, a recepção era um dos grandes gargalos. O problema não era a ausência de profissionais, mas a demora para liberar consultas de convênios, que usavam máquinas semelhantes às de cartão de crédito para validar as carteirinhas dos usuários. Certo dia, um dos clientes, cansado de esperar pela validação, começou a reclamar – aos gritos – da demora, causando um mal-estar nos profissionais e nos demais pacientes. O dono da clínica, que estava acabando de atender uma consulta, ouviu os berros e, para amenizar a situação, chamou imediatamente o homem para sua consulta, "furando" a fila dos outros pacientes. No caso citado, o dono da clínica optou por furar a fila porque a gritaria era mais prejudicial para a organização do que alguns pacientes indignados por não terem sua vez respeitada.

Além das variações, mesmo se conseguirmos definir uma capacidade teórica da organização, na prática ela sempre será menor. Isso ocorre pela *perda da capacidade*, que pode ser causada por eventos que fogem ao controle do gestor. Alguns exemplos são ausência de profissionais, quebra de equipamentos e falta de insumos. Por exemplo, se um equipamento de raios X está defeituoso, a capacidade mensal de produção daquele aparelho é reduzida. Da mesma forma, se ele estiver funcionando, mas o técnico estiver doente e não houver substituto para ele, a capacidade também é reduzida. Note, novamente, que a capacidade está intimamente relacionada aos recursos da organização.

Definir a capacidade básica

Quando falamos que 80% de taxa de ocupação são a métrica "ideal" para determinado hospital, por que não falamos 100%? Afinal, ter mais gente atendida poderia significar maior receita. O termo *ideal* está entre aspas, pois esta métrica varia de acordo com a característica de atendimento da organização.

Este exemplo simples nos ajuda a entender o conceito de *capacidade básica*. A capacidade básica da organização é um nível de utilização dos recursos da organização que permite alterações para cima ou para baixo, a fim de se ajustar à demanda. Quando a capacidade básica é muito alta – no nosso exemplo, se tivéssemos 95% de taxa de ocupação média no mês – qualquer flutuação na demanda para cima excederia a capacidade de atendimento do hospital, causando filas e perda de pacientes. Essas "emergências" operacionais ocorrem sempre que a organização trabalha perto da capacidade máxima em um ambiente com grande variabilidade. Entretanto, a diminuição exagerada da capacidade básica, para 50%, por exemplo, pode causar desperdício de recursos, instalações e profissionais, por ociosidade.

A definição desta capacidade é influenciada principalmente por três fatores:

- ❑ *Objetivos de desempenho da operação:* o exemplo citado, da taxa de ocupação, ilustra bem este primeiro fator. A definição da taxa de ocupação ideal depende do tipo da organização. Um hospital para pacientes crônicos, por exemplo, pode ter uma taxa ideal maior que um hospital geral.

- ❑ *Perecibilidade da operação:* não podemos armazenar salas cirúrgicas. Assim, quando uma sala de centro cirúrgico fica desocupada por determinado período, a capacidade de ocupá-la foi perdida ou "pereceu". Nesses casos, é recomendado ajustar a capacidade básica para cima porque não podemos armazenar os recursos para o dia seguinte. Caso semelhante é aplicado a alimentos perecíveis que são servidos aos pacientes.

  Esse é uma das razões para companhias aéreas fazerem *overbooking* nas reservas de voos. É melhor sobrar – e pagar ao passageiro uma diária de hotel – do que haver um assento vazio.

- ❑ *Grau de variabilidade da demanda ou do suprimento:* quanto maior a variação, menor deve ser a capacidade básica. Esse princípio explica por que pacientes ficam aguardando em salas de espera de consultórios, mesmo quando têm horário marcado. Os consultórios têm o hábito de marcar compromissos em sequência, em espaços de 30 minutos, sem deixar um "espaço" entre eles (que seria considerado inicialmente um desperdício). Entretanto, algumas consultas podem durar menos ou mais que o tempo programado. Quando duram menos, o profissional muitas vezes não pode adiantar o compromisso seguinte porque o paciente ainda não chegou. E, quando duram mais, acabam "empurrando" os demais horários para frente.

Entender a variação entre a nossa capacidade e a demanda

Nós já vimos que, além de sabermos a capacidade, é importante entendermos como ela varia e, principalmente, se ela é adequada ou não à demanda. Em um pequeno vilarejo, sem qualquer serviço de Saúde disponível, não é sensato abrir um consultório especializado em cirurgia plástica. Claro que esse é um exemplo bastante exagerado, mas vemos diariamente a abertura de prestadores de serviços de Saúde sem a devida análise da demanda. Apesar de esse parecer ser um problema ligado apenas à área de estudo de mercado, na gestão de operações é fundamental entendermos essa diferença para gerenciarmos de forma mais eficaz a capacidade da organização.

Que os serviços de Saúde têm alta imprevisibilidade de demanda, todos nós já sabemos. A gestão de operações não procura apenas reduzir essa variabilidade, mas entender sua origem para gerenciar melhor a capacidade.

Além disso, mesmo com toda a variabilidade que temos – o que terá o próximo paciente que entrar pela porta do pronto-atendimento? – há algumas variações que são "mais previsíveis" que as outras. Por exemplo, em um hospital especializado em Cardiologia, o mais comum é termos pacientes admitidos por cardiopatias. E, dentre elas, há os casos mais comuns, responsáveis pela maior parte do atendimento. Entretanto, se houve acidente próximo ao hospital e a vítima quebrou a perna, ele deverá prover o primeiro atendimento e, dependendo de seus recursos, até operar o paciente e tratá-lo até a alta.

Outro exemplo – menos drástico: sabemos que há meses mais secos ou frios no ano que levam milhares de pacientes aos serviços de saúde com problemas respiratórios. Em serviços que já se preocupam com planejamento de capacidade, vemos uma preparação da organização para esses períodos, em forma de compra extra de suprimentos e até realocação de instalações. Entretanto, há exceções da natureza que fazem com que outros períodos do ano fiquem tão secos ou frios quanto aqueles que já eram previstos.

Existem casos também em que sabemos a capacidade média, mas não conseguimos avaliar o tipo da demanda. Por exemplo, mesmo que uma clínica saiba que atende 6.000 pacientes por mês e qual o perfil típico de seus pacientes, é quase impossível prever, com exatidão, quantos casos de gripe atenderá em um período. Veremos no final deste capítulo que existe o conceito de *grupos de pacientes*, que permite à organização definir conjuntos de perfis para ajudar no planejamento da capacidade, em vez de tentar "adivinhar" individualmente cada caso. Esse grupo pode ser formado pelo perfil do caso ou pela utilização de recursos. Por exemplo, um paciente que chega com dores no seio nasal e outro que vem com suspeita de fratura podem utilizar os mesmos recursos: consulta médica, exame de raios X, medicação/procedimento simples.

O que importa aqui, então, não é apenas a variabilidade (que sempre vai existir), mas qual a resposta da organização em relação a ela. Existem casos tão imprevisíveis, que não compensa perder tempo e dinheiro calculando a possibilidade de ocorrerem. Compensa sim, nestes casos, preparar a organização para dar uma resposta rápida ao problema, que chamamos de nível de *responsividade*.

Na Figura 6.1 estão algumas tarefas mais indicadas de acordo com o tipo e o nível de variação da demanda. Em um consultório de psiquiatria, por exemplo, em que só são atendidos pacientes agendados, tanto a variação previsível quanto a imprevisível são baixas. Assim, o foco é buscar maior eficácia para o atendimento dos pacientes, melhorando o uso dos processos, recursos e suprimentos. Do outro lado, um pronto-socorro geral tem alta imprevisibilidade em ambas as variações e o ajuste da capacidade deve contar com grande poder de responsividade da organização.

Notem que às vezes a responsividade pode causar uma subutilização de recursos. No nosso caso do hospital de Cardiologia citado, o paciente com a perna quebrada provavelmente precisou da avaliação de um ortopedista. Esse profissional, por exemplo, podia estar sempre alocado na área de Medicina esportiva. Assim, para atender o caso mais urgente da vítima, ele teve que reagendar ou deixar esperando seus pacientes já agendados.

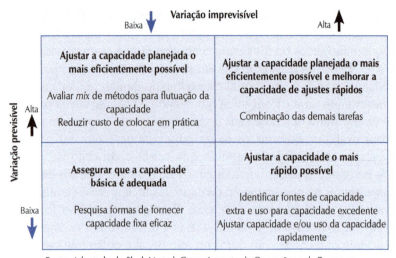

Fonte: Adaptado de Slack N et al. *Gerenciamento de Operações e de Processos*. São Paulo: Bookman, 2008

Figura 6.1. Gestão da capacidade pela combinação das demandas previsíveis e imprevisíveis.

Vimos aqui que cabe ao gestor de operações decidir quando pode – ou deve –ajustar a demanda, quando deve alterar a capacidade produtiva ou quando deve simplesmente não fazer nada. Na próxima seção, veremos algumas soluções para cada uma destas estratégias.

Gerenciar capacidade e demanda

Para gerenciamento da diferença entre capacidade e demanda, há três estratégias a seguir:
- *Absorver as mudanças* ou flutuações da demanda;
- *Alterar a capacidade de produção* durante as flutuações;
- *Gerenciar a demanda*, tentando ajustá-la à capacidade disponível.

Absorver as mudanças

Nos laboratórios de análises clínicas, é muito comum vermos este cenário: das 6h00 às 9h30 há filas, esperas, recepcionistas trabalhando sem parar e profissionais de enfermagem andando de um lado para o outro. Há pessoas entrando saindo a toda hora.

Alguns pacientes são instruídos a voltar no dia seguinte e aqueles que marcaram hora reclamam do atraso. Por volta de 10h00, como uma mágica, os clientes se vão, as atividades se acalmam e todos os profissionais podem trabalhar com mais tranquilidade. Alguns, inclusive, ficam ociosos e podem tirar uma "folguinha".

Esse é o caso de uma organização que nivela sua capacidade e absorve as flutuações da demanda. Não há alteração na quantidade de recursos, independentemente do número de clientes. A empresa simplesmente administra as variações por meio do trabalho de seus funcionários. Em serviços de Saúde, essa absorção é feita pela subutilização dos recursos e pode causar falha no atendimento imediato (filas).

Se, por um lado, há formação de filas e atendimentos mais rápidos, quando o fluxo de pacientes diminui há ociosidade dos funcionários. Essa ociosidade causa desperdício de recursos, pois gera custos para a organização sem haver produção de serviços. Além disso, os próprios funcionários podem ficar desmotivados pela falta de tarefas.

Note que grande parte das clínicas, dos hospitais e consultórios trabalha dessa maneira. Muitas vezes, isto ocorre porque a organização não está operacionalmente preparada para lidar com a mudança na capacidade de produção. Veremos a seguir que essas alterações, além de complexas sob o ponto de vista da operação, podem acarretar altos custos ou perda da qualidade do serviço.

Alterar a capacidade de produção

Quando precisamos alterar temporariamente a capacidade, algumas soluções são possíveis, como uso de horas extras ou concentração de recursos em horários críticos. Entretanto, muitas dessas mudanças não devem ser permanentes, já que podem se tornar inviáveis para a organização e para a saúde dos próprios funcionários.

As principais alternativas estão apresentadas na Quadro 6.1.

Uma solução mais permanente de alteração na capacidade de produção é a realocação de equipes, semelhante à flexibilidade de habilidades descrita na Quadro 6.1. A diferença é que, aqui, a realocação é diária e planejada, o que antecipa as necessidades também do departamento de origem, que fica desfalcado (Figura 6.2).

Quadro 6.1. Alternativas de alteração da produção

Método de ajuste	Exemplo	Comentários
Horas extras – funcionários trabalham mais horas que o período padrão	Em época de fechamento do faturamento para operadoras de planos de saúde, os funcionários muitas vezes devem ficar além do horário para que o trabalho seja completo	São rápidas e convenientes para a organização, mas podem trazer custos muito altos e, em médio prazo, a produtividade dos funcionários é reduzida
Programação de equipe – organizar os tempos de trabalho (início e fim) para alterar o tamanho da equipe disponível	A troca de plantão às 19:00 h, em muitas organizações, não é vantajosa, pois coincide com o grande volume de pacientes. Seria interessante se houvesse outras distribuições de turnos. Entretanto, essa solução poderia atrapalhar as outras atuações dos funcionários	É cômoda para a organização, que não precisa contratar uma nova equipe ou mudar funcionários de função. Entretanto, é difícil convencer a equipe a alterar seu dia a dia
Variação do tamanho da força de trabalho – contratar quando necessário e demitir logo após o fim da demanda extra	Muito comum no varejo em épocas de Natal, a contratação de "temporários" é uma saída para dar conta da demanda extra	Também é confortável para redução de custos de mão de obra logo após a queda da demanda, mas os custos de contratação e demissão podem ser muito altos. Além disso, os novos funcionários têm baixa produtividade enquanto passam pela curva de aprendizagem
Flexibilidade de habilidades – transferir profissionais de sua função para a que está com maior demanda	É mais comum nas áreas administrativas, como a recepção. As áreas técnicas exigem especializações que impedem a troca de profissionais entre funções. O que pode ocorrer, entretanto, é a flexibilidade de departamentos. Por exemplo, um enfermeiro da ala de Oncologia pode servir à Cardiologia por um período, quando sua carga de trabalho estiver reduzida	É rápido e barato, mas é necessário treinamento para os funcionários transferidos. Além do mais, a ausência deles pode gerar perda de produtividade em seus departamentos de origem. Na área de Saúde, é mais comum nas funções administrativas
Mudança da taxa de produção – instruir a equipe a trabalhar mais rápido	A pressão pela produtividade faz com que essa alternativa seja uma realidade nas organizações de Saúde. Consultas médicas de duração de 10 minutos não são raras, tanto na área pública quanto na privada. Entretanto, só deveriam ocorrer esporadicamente, para solucionar os picos de atendimento	É cômoda para a organização, que não precisa inserir recursos extras. Deve ser usada apenas como uma solução temporária, pois pode causar insatisfação da equipe e do cliente e redução na qualidade do trabalho

Fonte: Adaptado de Slack N et al. *Gerenciamento de Operações e de Processos*. São Paulo: Bookman, 2008.

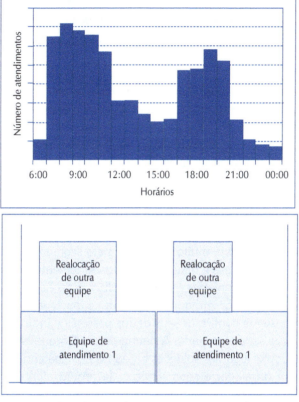

Figura 6.2. Estratégia de realocação de equipe em pronto-atendimento.

Notem que estas sugestões respondem apenas às demandas temporárias. As modificações a longo prazo serão discutidas na próxima seção, *Gerenciamento estratégico*.

Gerenciar a demanda

Nem todos os métodos sugeridos pela literatura de operações podem ser utilizados diretamente pela área de Saúde por motivos éticos e legais. Alguns exemplos são: *restringir o acesso de clientes e programar promoções*. Outras propostas são usadas, mas com algumas restrições, como a *oferta de serviços diferenciados*. É o caso dos hospitais públicos que também atendem convênios particulares.

O que varia, entretanto, não é o serviço em si, pois os profissionais e recursos de atendimento são comuns a todos os pacientes. Mas o *nível de serviço é* diferente e pode ser visto, por exemplo, na hotelaria dos apartamentos.

Também é possível se *comunicar* com o cliente, indicando quais os melhores horários de atendimento. É uma cena comum em consultórios e organizações que agendam a realização de exames e consultas.

Entretanto, o gerenciamento de demanda em serviços não eletivos é extremamente difícil. Uma solução é a transferência de clientes para outras unidades, o que nem sempre é possível devido à gravidade do paciente. Restam aos prestadores de serviços de saúde as possibilidades já citadas nas outras seções, de absorção da flutuação ou alteração da capacidade de produção.

Uma solução já muito explorada pelo segmento de serviços, como empresas aéreas e bancos, é o autoatendimento. Muitos serviços já utilizam um pré-*check-in* para agilizar o serviço da recepção. Em um computador próximo às senhas, o paciente ou acompanhante consegue confirmar seus dados pessoais e indicar para que serviço deve ser direcionado. A pandemia do Coronavírus de 2020 também trouxe algumas soluções baseadas no teleatendimento, que permitiram desafogar alguns serviços de pronto atendimento nos meses mais críticos.

Gerenciamento estratégico

Quando olhamos uma organização sob o ponto de vista estratégico, conseguimos identificar as relações entre as diferentes áreas e como elas agem em conjunto. Com isso, conseguimos tomar decisões de longo prazo que podem alterar com maior volume os níveis de capacidade da empresa. Algumas alternativas são: ampliação ou desativação de áreas ou abertura e fechamento de unidades isoladas; expansão ou redução por aquisições ou fusões.

Para essas decisões, devem ser considerados os aumentos das demandas. Em alguns casos, as empresas se antecipam à demanda e aumentam sua capacidade na "promessa" de que ela se efetive. Apesar do risco, essas empresas já estão prontas quando os clientes a procuram (Figura 6.3a). Há situações em que a reestrutu-

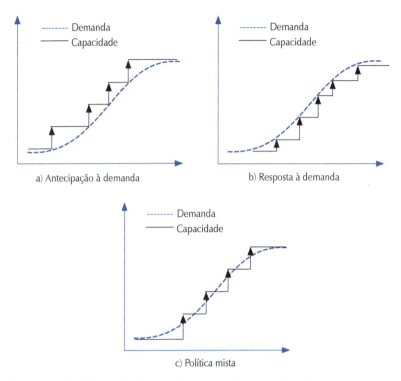

Fonte: Corrêa HL & Corrêa CA. Administração de produção e operações – Edição compacta – Manufatura e serviços: uma abordagem estratégica. São Paulo: Atlas, 2009.

Figura 6.3. Políticas para o aumento da capacidade.

ração da empresa se dá após o aumento da demanda (Figura 6.3b) e também existem aquelas em que o incremento da capacidade ocorre durante o aumento da procura (Figura 6.3c).

Nos grandes centros urbanos, são vistas diversas aberturas de unidades de atendimento de grandes hospitais e laboratórios. Não é raro, na mídia, lermos sobre ampliação de alas e aumento de leitos nos setores privado e público. Os laboratórios de análises clínicas também têm sido alvo de fusões e aquisições pelos grandes grupos.

A decisão pela retração de um serviço é mais rara, mas também existe. Um pequeno prestador no interior de São Paulo, com apenas 15 leitos e uma sala cirúrgica, realizava procedimentos simples, alguns partos e internava pacientes em situação de baixa complexidade. Também tinha setores de pronto-atendimento e ambulatório que atendiam em torno de 6.000 pessoas por mês. A taxa de ocupação dos leitos ficava em torno de 60%, enquanto pacientes ambulatoriais de pediatria – por volta de 40% dos atendimentos não eletivos – reclamavam do tempo de espera e da rapidez com que as consultas eram realizadas. Além disso, os demais pacientes também não ficavam satisfeitos com as crianças na sala de espera enquanto aguardavam o atendimento.

Após a análise cuidadosa das margens de contribuição das internações, os sócios decidiram desativar os leitos e transformar a área de internação em ambulatório e pronto-atendimento de pediatria. Em uma área isolada das demais especialidades, com a contratação de novos pediatras e com uma recepção própria, o atendimento ficou muito mais ágil e elevou a qualidade. Houve um aumento de 50% na capacidade. Devido à melhor qualidade no atendimento, houve um crescimento de 35% no número de atendimentos na pediatria, média maior do que o aumento de 15% das demais especialidades. Note que este exemplo é um misto de retração e ampliação de recursos, mas que só foi executado após uma análise cuidadosa da capacidade *versus* a demanda e os resultados das atividades.

Outro meio de alteração de capacidade a médio e longo prazos é a terceirização, que é a compra ou contratação de um serviço externo para atuar dentro da organização. Não há ruptura para a organização e os altos custos trabalhistas têm levado à adoção dessa técnica. Mas pode haver perda de qualidade e de conhecimento devido ao afastamento da empresa da função. Terceirizar serviços em hospitais, clínicas e consultórios já é comum há muitos anos, principalmente nas áreas de manutenção e conservação, como alimentação, limpeza, lavanderia e manutenção. Mais recentemente, vimos o crescimento desse tipo de contratação para áreas de apoio clínico, como nutrição, laboratório e diagnóstico por imagem.

Grupos de pacientes

Para prevermos e definirmos a demanda, o uso do perfil individual de pacientes é muitas vezes inviável. Não só a área de Saúde, mas indústrias, comércios e demais serviços se baseiam em *clusters* de clientes, cujas características semelhantes permitem agrupá-los para melhor análise do mercado.

Da mesma forma, os pacientes podem ser agrupados de acordo com uma série de características da assistência, como tempo de permanência, nível de cuidados de enfermagem e uso de recursos. Quando detectamos e definimos estes grupos dentre os pacientes atendidos no hospital ou na clínica, conseguimos planejar melhor os recursos por meio de seus perfis. Assim, cada paciente que entra na organização pode ser enquadrado em um deles.

O Quadro 6.2 apresenta exemplos de alguns grupos de pacientes e suas descrições. Notem que na tabela estão apenas quatro grupos: os três primeiros são mais simples e o último, de alta complexidade. Cada organização deve desenhar seu próprio perfil, de acordo com as características de seus pacientes e os perfis assistenciais. No caso de hospital para pacientes crônicos, os grupos seriam bem diferentes.

Quadro 6.2. Exemplo de definição de grupos de pacientes. Cada hospital deve ter suas próprias definições de acordo com o perfil de seus clientes

Grupo	Características
A	Procedimentos de hospital-dia que necessitam de pouca assistência de enfermagem. Os pacientes podem executar sozinhos seus cuidados pessoais. Os procedimentos não duram mais de 20 minutos
B	Procedimentos de hospital-dia que necessitam de assistência média de enfermagem, pois os pacientes estão impossibilitados de andar ou mexer os membros superiores
C	Procedimentos cirúrgicos com permanência prevista para 2 dias. Pacientes necessitam de assistência média de enfermagem
K	Procedimentos cirúrgicos com média de permanência prevista de 21 dias. Os pacientes passam pelo menos 3 dias em UTI devido ao alto risco cirúrgico

Para conhecer mais

1. Joint Commission Resources. *Gerenciando o fluxo de pacientes*: estratégias e soluções para lidar com a superlotação hospitalar. São Paulo: Artmed, 2008.
Livro da Joint Commission *com boas táticas para estudo da capacidade e busca de soluções. O livro analisa desde as causas do excesso de atendimentos nos serviços até estratégias para gerenciar os fluxos internos e evitar gargalos.*

2. Vissers J, Beech R (ed.). *Health Operations Management – Patient Flow Logistics in Health Care.* **Oxon: Routledge, 2005.**
Livro sobre operações que traz um capítulo específico sobre criação e organização de grupos de pacientes. Os exemplos do texto são atuais. Há muitos artigos do autor sobre o mesmo tema que podem ser encontrados pelo portal de periódicos da CAPES (http://periodicos.capes.gov.br).

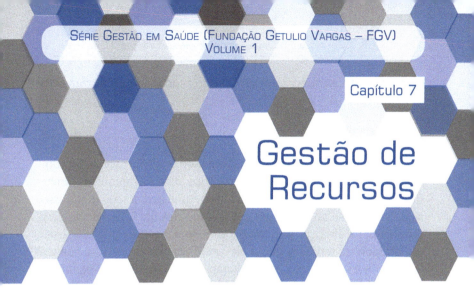

Série Gestão em Saúde (Fundação Getulio Vargas – FGV)
Volume 1

Capítulo 7

Gestão de Recursos

Gerenciar recursos significa alocar o trabalho em diferentes partes da operação. Suas atividades de gerenciamento são o planejamento e o controle destes recursos, com o objetivo de maximizar a produtividade e os ganhos da organização. Geralmente, vemos relatos de análises de recursos isolados, como admissão de pacientes internados (taxa de ocupação) e escalonamento de profissionais de enfermagem. A grande dificuldade reside na avaliação conjunta destes recursos. Por exemplo, a relação entre pacientes admitidos, uso do centro cirúrgico e dos recursos de diagnóstico. E, para aumentar a complexidade, a avaliação disso tudo frente às demandas dos pacientes externos e de emergência e à capacidade de atendimento da organização.

Na indústria, a determinação dos recursos geralmente depende de cálculos matemáticos e é gerada com a ajuda de *softwares* especializados em controle da produção. Em organizações de Saúde, vemos esse gerenciamento constantemente feito à mão. Querem um exemplo? Escala de enfermagem. Entretanto, existe um hospital em São Paulo que já conta com um sistema que distribui os profissionais de acordo com a escala básica e com o planejamento de cirurgias e internações para o período. Esse programa foi desenvolvido internamente pela organização.

Independentemente da forma como é realizado, podemos avaliar o gerenciamento de recursos com base em quatro itens:

carregamento; sequenciamento; programação; e monitoramento e controle.

Carregamento

Uma sessão de diálise dura, em média, quatro horas. Se considerarmos que o tempo de preparação é de 30 minutos, temos um total de 4 horas e 30 minutos para uma sessão completa. Isso significa que, se trabalharmos no período das 9h00 às 18h00, sem parada para almoço, podem ocorrer duas sessões por dia. Essa quantidade de trabalho que é alocado para um processo e sua relação com o tempo total de produção é chamada de *carregamento*.

Existem dois tipos de capacidade: a finita e a infinita. No primeiro caso (Figura 7.1a), há um limite para a alocação de trabalho, como no nosso exemplo anterior. Na capacidade infinita (Figura 7.1b), a organização deve lidar com o *excedente de trabalho*. O exemplo mais comum nos hospitais é o pronto-socorro, que não pode impedir a chegada de pacientes.

Em prestadores, temos um *mix* dessas capacidades. Por exemplo, mesmo se houver *excesso* de pacientes no pronto-socorro (que é gerenciado pelo setor), se todos precisarem de exames de raios X, haverá uma falta de recursos, pois a capacidade de realização do exame é finita. Veremos, ao longo deste capítulo, que a compreensão desses *gargalos* na organização é fundamental para o adequado gerenciamento de recursos.

Sequenciamento

Em que ordem os clientes são atendidos? O que é feito primeiro: triagem pela enfermagem ou atendimento médico? Essas perguntas, comuns em consultórios, clínicas, hospitais e serviços de diagnóstico, devem ser respondidas usando o *sequenciamento*. No dia a dia destas organizações, essas decisões são tomadas automaticamente. Na realidade, a preocupação não é com a gestão de operações, mas sim com o nível de criticidade do paciente.

O sequenciamento é a priorização dada a um trabalho, definida por um conjunto de regras. Mas, como já falamos no capítulo sobre processos, não é só de assistência que vive um prestador de serviços de Saúde. Há atividades indiretas relacionadas ao pacien-

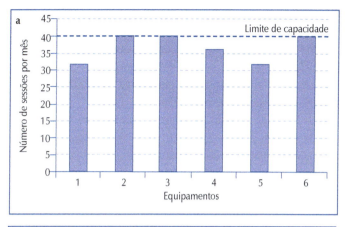

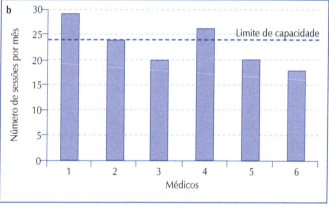

Figura 7.1. Exemplos de capacidades finita (a) e infinita (b) no uso de recursos em hospitais.

te e processos de *backoffice*, administrativos e de apoio logístico. Lembre-se de que a grande maioria dos princípios de Operações pode ser aplicada em qualquer um deles.

As principais regras de sequenciamento são:

❑ *Prioridade do cliente*: esta é a regra mais comum nos pronto-atendimentos e pronto-socorros. O paciente em estado mais grave deve ser atendido antes. Também há as preferências previstas em lei, como idosos e deficientes. Algumas empresas, como restaurantes, bancos e hotéis, dão prioridade também para clientes VIP (*Very Important People* ou pessoas muito importantes).

- *Data devida:* nesta regra, o trabalho é ordenado de acordo com a data de entrega prometida. O centro cirúrgico, por exemplo, trabalha com esse sequenciamento para preparar as salas de cirurgia de acordo com os horários planejados. Outro exemplo é a entrega do faturamento às operadoras de planos de saúde que seguem um calendário específico.
- *LIFO – último a entrar, primeiro a sair (last in, first out):* as razões de ordem prática explicam esta regra. Ao carregarmos um carrinho de roupas lavadas, as últimas da pilha deverão ser as primeiras a serem retiradas. A preocupação com essa regra deve levar os profissionais a programar, neste caso, a preparação do carrinho para a entrega nas alas.
- *FIFO – primeiro a entrar, primeiro a sair (first in, first out):* regra típica nos casos de pronto-atendimento em que a prioridade do cliente é a mesma. Ou em laboratórios que realizam exames sem hora marcada. O paciente que chega primeiro é atendido primeiro. Também é muito comum no setor de suprimentos, em que medicamentos que chegaram antes – mais antigos – devem ser consumidos antes dos demais. Isso influencia na disposição dos itens nas prateleiras e na organização geral do almoxarifado e da farmácia.
- *Regras de sequenciamento:* existe ainda um conjunto de regras específicas do meio de Saúde, muito comum em hospitais e centros de diagnóstico. Quando agendamos uma série de exames para um paciente, precisamos levar em conta as interações entre eles para definir sua sequência. Por exemplo, um paciente que vai realizar um teste ergométrico e um hemograma deve realizar o exame de sangue antes do de esforço. Da mesma maneira, alguns exames com contraste podem influenciar no resultado de outros. Novamente, essas são regras que profissionais de Saúde já têm na cabeça desde sua formação na faculdade. Entretanto, como organizar essas regras para o atendimento de *call center*?

Programação

Na área de Saúde, estamos acostumados a agendamentos. Cirurgias, consultas e exames são planejados de acordo com tabelas de horário e têm horas estimadas de início e término. Esse hábito é chamado de *programação*. Apesar de comum, sabemos da complexidade de realizá-la. Além do processo em si, temos atividades paralelas ou sequenciais essenciais para sua realização. Uma consulta, por exemplo, necessita da reorganização do consultório e da preparação do profissional para atender o próximo paciente. Um exame de ressonância não pode ser agendado apenas para o período em que o paciente está dentro do aparelho, mas também deve levar em conta os períodos de preparação do equipamento e do próprio paciente. Um dentista precisa aguardar a anestesia surtir efeito para iniciar um tratamento de canal.

Em programações, devemos sempre estar preparados para uma subutilização. O exame pode ser mais rápido que o esperado, deixando a sala sem atividade por alguns minutos. Ou um paciente pode faltar à sua consulta, deixando o profissional ocioso por um período de até uma hora. Uma solução muito utilizada pelas empresas aéreas e também absorvida pela área de Saúde é o *overbooking*, ou a reserva de mais lugares do que a produção permite.

Um caso relatado na literatura mostra a necessidade do *overbooking* em uma clínica de diálise. Como alguns pacientes eram internados durante o período do tratamento, acabavam faltando às suas consultas e deixando espaços vazios na agenda. O estudo faz uma análise da relação entre o tratamento e a hospitalização e busca uma taxa de *overbooking* "ótima" para não perder recursos sem prejudicar os pacientes.

Muitos aspectos da programação em hospitais e clínicas não podem ser controlados, devido à imprevisibilidade dos casos atendidos. Entretanto, há algumas "manias" de programação que poderiam ser modificadas para otimizar o uso de recursos. A Figura 7.2 mostra a distribuição de admissões e altas em um hospital de São Paulo. Notamos que há uma redução das admissões ao longo da semana, com a menor taxa no sábado. Obviamente, ninguém gosta de ficar internado no final de semana. Mas isso acarreta subutilização dos recursos nesse período e trabalho em excesso nos demais dias. O número de altas também explode na sexta-feira, levando a taxa de ocupação do hospital a baixar quase 10% em 24 horas.

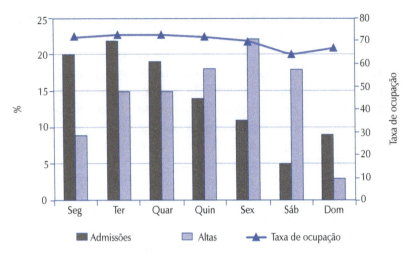

Figura 7.2. Porcentagem de admissões, altas e taxa de ocupação de um hospital de São Paulo.

Infelizmente, essa característica cultural atrapalha a gestão ótima de recursos nas organizações. Mas a compreensão de suas características é fundamental para minimizar as perdas. Restaurantes e hotéis também sofrem essa "sazonalidade": quem gosta de almoçar às 16h00?

Teoria das restrições

A teoria das restrições (TOC – *Theory of Constraints*) utiliza o princípio da Física que diz que a força de uma corrente é igual à do seu elo mais fraco. Você pode ter uma corrente de um metal bem resistente. Se um dos elos for de plástico, toda a corrente sucumbirá à sua fraqueza. No mundo de Operações, a principal hipótese destes mecanismos é que existem *gargalos* que atrapalham o processo de produção. Esses gargalos também são chamados de recursos restritivos da capacidade, que geram conflitos com aqueles não restritivos.

Devido à enorme variabilidade do fluxo de pacientes dentro de uma clínica ou um hospital, é comum encontrarmos mais de um gargalo no processo de prestação de serviço. A importância de detectar esses gargalos é procurar otimizar o uso ou aumentar a capacidade do recurso. Além disso, pode-se reduzir o tempo de permanência do paciente nesta etapa do serviço.

Para avaliarmos se um departamento ou setor está sendo o gargalo de uma operação, podemos observar o nível de trabalho ou a formação de filas de pessoas ou de tarefas. Se um único profissional está cuidando de dez casos ao mesmo tempo ou se os prontuários para auditoria interna estão se acumulando em cima da mesa do escriturário, há gargalos à vista. Alguns deles são mais visíveis que outros, como filas na recepção do pronto-atendimento, e outros podem ser postergados e solucionados com algumas horas extras dos funcionários. Mas muitos não poderiam – ou deveriam existir – por colocar em risco a vida dos pacientes. Um exemplo típico é a relação entre o centro cirúrgico e a UTI nos casos em que os pacientes necessitam dos cuidados intensivos no pós-operatório. Como não podemos "deixar pra depois" os pacientes que saem da sala cirúrgica e estão liberados da Recuperação Pós-Anestésica (RPA), se não houver leito de UTI, o paciente não tem para onde ir. Há casos em que cirurgias inteiras são transferidas por não haver leito disponível. Ou seja, todo o processo complexo de preparação e realização do procedimento é impedido por falta de vagas na unidade. Quando este cenário se torna comum, a organização deve repensar a distribuição de seus leitos e destinar mais espaço para a área de terapia intensiva.

A principal característica das organizações de Saúde que facilitam o aparecimento de gargalos é o compartilhamento de recursos. Um mesmo tomógrafo é utilizado pelo pronto-socorro, pelos pacientes externos agendados e pelos pacientes internados. Ter um equipamento e uma equipe para cada um dos grupos é financeira e operacionalmente inviável para as organizações. Uma solução para esses casos é a alocação racional do recurso compartilhado pelos setores interessados. Um centro cirúrgico com dez salas que tem três delas destinadas a transplantes, por exemplo, precisa ter "reservado" um número de leitos de UTI que permita a transferência imediata dos pacientes após o procedimento. Isso é chamado de *slack resource*, que pode ser uma quantidade de trabalho, insumo ou espaço que está disponível para uma área ou processo, mesmo que não precise ser usado.

Quando analisamos a capacidade de um hospital ou uma clínica, podemos distinguir recursos que geram produção e outros que recebem esta demanda. Esses recursos geradores são os que iniciam o processo de prestação de serviço e "esperam" que os demais recursos estejam disponíveis. No nosso caso do centro cirúrgico, a cirurgia é o gerador e a UTI, o receptor.

A complexidade dos processos hospitalares faz com que essa classificação também seja "relativa". Por exemplo, no caso de um paciente que é admitido no pronto-socorro e necessita de uma cirurgia de urgência, o PS é o gerador e o centro cirúrgico, o receptor.

Para conhecer mais

1. **Corrêa HL, Corrêa CA.** *Administração de produção e operações* – **Manufatura e serviços: uma abordagem estratégica. São Paulo: Atlas, 2008.**
Slack N, *et al.* **Gerenciamento de Operações e de Processos. São Paulo: Bookman, 2013.**
Os dois livros trazem boas abordagens da gestão de recursos. Apesar de mais voltados para a indústria, pode-se aplicar os conceitos ao ambiente de Saúde.

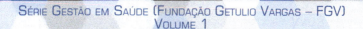

Capítulo 8

Gestão de Projetos

Se você já mudou de casa, fez alguma viagem ou abriu uma clínica, já participou de um projeto. Se aparentemente todo mundo já passou por isso, por que destinar uma seção inteira ao assunto? Simplesmente porque, apesar de todos já terem tido a experiência de um projeto, poucos têm consciência disso e um número ainda menor utilizou técnicas e ferramentas adequadas para sua realização.

Um bom projeto não é apenas aquele que é concluído. Como diz o título de um famoso livro de gestão de projetos em TI, de Bonnir Biafore, o projeto deve ser *"on time! on track! on target!"*. Ou seja, "no tempo certo, no curso certo e com o objetivo certo".

Conceitos básicos

Já demos alguns exemplos anteriormente, mas qual a definição de projetos? Projeto é um *conjunto de atividades progressivas* que resulta em um *produto ou serviço único* e que tem um momento *certo para acabar*. Isso significa que tarefas diárias e repetitivas, como atendimento a um paciente ou pré-auditoria de uma conta médica não são projetos. Entretanto, a troca de um aparelho de raios X e a instalação de um novo sistema de informação hospitalar podem ser consideradas projetos: são atividades progressivas que têm um resultado único e devem ser concluídas em uma determinada data.

Algumas vezes, esse conjunto de atividades é tão simples que pode ser resolvido diretamente pelos funcionários. Por exemplo, a troca de uma impressora na recepção. Como veremos adiante, neste caso, não é necessária a presença de um gerente de projetos ou a elaboração de um cronograma. Entretanto, alguns profissionais tratam os problemas mais complexos da mesma forma. Como diferenciá-los? Um modelo simples é avaliar o quão relevante é para a organização e o nível de detalhe envolvido. Trocar uma impressora de um setor é claramente mais simples do que substituir o sistema de informações da empresa toda.

Nas organizações mais complexas, também é comum termos mais de um projeto ocorrendo ao mesmo tempo. O gestor de operações deve estar atento a todos eles para evitar conflitos. Um hospital, certa vez, reformou todo um setor próximo à área de tomografia. Trocaram pisos, pintaram paredes, compraram novos móveis. Porém, duas semanas depois foi iniciado o processo de troca de aparelho. Devido a um problema de planejamento, foi necessário passar parte do equipamento pela área reformada, o que estragou uma boa porção da pintura e arranhou o piso.

Por isso, é fundamental termos visão de todos os projetos que estão ocorrendo na organização. Quando esses projetos não têm relação direta entre si, chamamos de *portfólio de projetos*. Por exemplo, podemos ter uma ampliação do centro cirúrgico e a festa de fim de ano dos funcionários. Ambas estão ligadas às estratégias da empresa, mas suas atividades e seus objetivos não são concorrentes ou diretamente relacionados. Contudo, quando os projetos têm relação entre si são chamados de *programas*. Nesse caso, seus esforços devem ser combinados. Uma empresa de diagnóstico por imagem e análises clínicas estava iniciando um projeto para compra de um sistema de laudos que pudesse ser utilizado por toda a organização. Por falta de conhecimento dos projetos dos departamentos, a compra do sistema foi realizada no mesmo mês da aquisição, por parte da anatomia patológica, de um *software* de laudos próprio.

Para resolver esses conflitos, é fundamental a figura de um profissional responsável pela avaliação dos projetos em andamento, sua priorização e importância estratégica e operacional para a organização. Além disso, é necessário explicar para os funcionários a importância da transparência ao iniciar um projeto no departamento. No exemplo anterior da anatomia patológica, havia na organização a figura – não muito ativa – do diretor de programas, mas o departamento resolveu agir de forma "independente".

Nota-se, neste exemplo, uma mistura entre a falta de cultura de projetos na organização e a fraca presença de um diretor de programas. Nem todas as empresas lidam bem com projetos. Às vezes, é a própria estrutura da organização que dificulta esse entendimento. De modo geral, há três classificações de empresas:

- ❑ *Funcional:* uma organização funcional, como o próprio nome diz, é agrupada por funções. Há departamentos bem definidos de acordo com suas especialidades: departamento de compras, suprimentos, recursos humanos etc. Nela, os funcionários são subordinados a seus gerentes que, por sua vez, respondem a seus diretores. Para trabalharmos em uma dessas empresas, precisamos conhecer bem sua cadeia de comando e aceitar a cultura organizacional. Quando um projeto é estabelecido, o gerente de projeto tem pouca autoridade oficial: ela fica com o gerente da área que solicitou o projeto (Figura 8.1).
- ❑ *Por projetos:* no outro extremo, uma organização por projetos tem seu foco organizacional no próprio projeto. Não há equipes fixas, como na funcional. Elas são montadas de acordo com a existência de necessidade de um projeto e dissolvidas assim que ele acaba. Nessas empresas, a autoridade do gerente de projetos é máxima e ele responde apenas ao presidente da empresa. Também é ele que coordena seus recursos humanos e suas finanças (Figura 8.2).
- ❑ *Matricial:* um híbrido das duas anteriores é a organização matricial. Os funcionários respondem a um gerente funcional e, quando em projetos, ao gerente de projetos. Nessas empresas, os dois gerentes devem negociar um equilíbrio de poder para não prejudicar nem o projeto nem as atividades de seus funcionários (Figura 8.3). Existem níveis diferentes de estruturas matriciais, cujas características podem ser vistas no Quadro 8.1.

Essa classificação, porém, "esconde" situações em que há uma combinação destes tipos. Por exemplo, uma empresa de consultoria trabalha por projetos, mas seu *backoffice* – áreas de RH, finanças, manutenção etc. – atua como uma organização funcional.

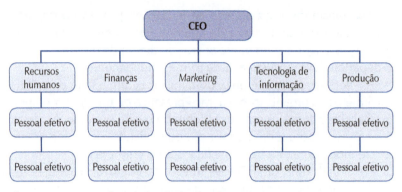

Figura 8.1. Estrutura da organização funcional.

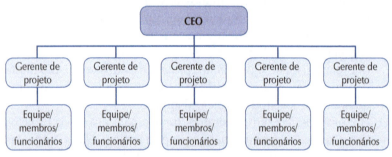

Figura 8.2. Estrutura da organização por projetos.

Tradicionalmente, clínicas, hospitais, consultórios e serviços de diagnóstico são classificados como funcionais. Há alguns anos, com o aumento do uso do gerenciamento de projetos, algumas dessas empresas começaram a ter uma pequena estrutura matricial em sua organização para gerir melhor os projetos em andamento. Nelas, foi estruturado um departamento de projetos que fornece serviços internos às demais áreas e, quando necessário, realoca recursos funcionais para ajudar em seu desenvolvimento. Em muitas organizações de saúde, o papel do gestor de um projeto específico é menor que o do gerente funcional. As negociações só são facilitadas quando o projeto é estrategicamente importante para a organização. Nesses casos, a diretoria entra em cena para definir quais recursos funcionais podem e devem ser alocados para o projeto.

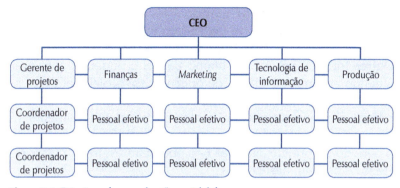

Figura 8.3. Estrutura da organização matricial.

Quadro 8.1. Níveis de organizações matriciais

	Matricial fraca	*Matricial mista*	*Matricial forte*
Cargo do gerente de projetos	Coordenador de projeto ou líder de projeto	Gerente de projeto	Gerente de projeto
Enfoque do gerente de projeto	Dividido entre as responsabilidades do projeto e as funcionais	Projetos e sua execução	Projetos e sua execução
Poder do gerente de projeto	Autoridade e poder mínimos	Equilíbrio entre autoridade e poder	Autoridade e poder totais
Tempo do gerente de projeto	Parcial nos projetos	Integral nos projetos	Integral nos projetos
Estilo da organização	Muito semelhante à organização funcional	Combinação de matricial fraca e forte	Muito semelhante à organização estruturada por projetos
O gerente de projeto se reporta	Ao gerente funcional	A um gerente funcional, mas divide a autoridade e o poder	Aos diretores de projeto

Fonte: PMI (*Project Management Institute*). Um guia do conjunto de conhecimentos em gerenciamento de projetos (PMBoK). Newton Square, 2004.

Em um grande hospital de São Paulo, foi iniciado um projeto para substituição do sistema de informação hospitalar. Para isso, seria necessário o apoio de recursos funcionais de várias áreas de atendimento ao paciente, desde a recepção até o corpo clínico. Foram selecionados 20 profissionais, de assistentes administrativos a farmacêuticos, nutricionistas e médicos para auxiliar no projeto. Alguns deles se dedicavam integralmente ao projeto e distanciaram-se de suas áreas de atuação por quase dez meses. Outros foram alocados em tempo parcial e puderam continuar atuando em suas atividades de origem. Esse projeto, por ter importância estratégica para a organização e estar mobilizando todo o hospital para sua execução, contou com o apoio da superintendência para liberação dos recursos junto às chefias. Durante todo o período do projeto, as áreas não poderiam contratar outros recursos e ficariam desfalcadas.

Outros termos comuns em projetos são *stakeholders* e *sponsors*. *Stakeholders* são todos os grupos de pessoas que sofrem influência ou influenciam um projeto. Esses grupos podem tanto ajudar como atrapalhar um projeto e devem ser sempre informados sobre o andamento do projeto e suas vantagens. Em uma clínica de São Paulo, os sócios decidiram trocar o uniforme dos profissionais da recepção. Para isso, contrataram um estilista, que desenhou vários modelos. Os sócios fizeram uma votação com todos os funcionários da clínica, sem dar maior atenção aos principais interessados: os da recepção. A "democracia", nesse caso, acabou por atrapalhar a aceitação do uniforme pelos funcionários, que acabou sendo substituído novamente em menos de um ano. Neste exemplo simples, vemos que qualquer projeto, mesmo o de menor complexidade, precisa estar atento ao papel dos *stakeholders*.

Sponsors são os patrocinadores do projeto. Esse patrocínio pode vir em forma de dinheiro ou influência. Para bancar um programa de qualidade, por exemplo, é necessário que a superintendência do hospital dê o aval financeiro para o projeto. Entretanto, para que ele seja disseminado, precisamos de diversos pontos de influência em toda a organização, para que os funcionários fiquem engajados no processo. Eles são especialmente importantes na *gestão da mudança*, que discutiremos em breve.

Fases de um projeto

Um projeto começa assim que é detectada a necessidade dele. Entretanto, para que ele seja desenvolvido e finalizado, são necessárias algumas etapas. Todas elas têm sua importância e não devem ser puladas, mesmo em projetos pequenos. Em projetos menos complexos, pode-se simplificar os controles, por exemplo, mas nunca deixar de usá-los.

- *Seleção:* em todas as organizações surgem projetos (ou ideias de projetos) todos os dias. Da festa de aniversário de um colega à ampliação da UTI do hospital, os projetos que surgem competem entre si por recursos. Afinal, na maioria das vezes, as organizações não conseguem tocar todos eles ao mesmo tempo. E, mesmo se puderem, podem não ter interesse estratégico em alguns. Nessa fase, é fundamental a presença de um profissional ou uma equipe que faça a análise desse portfólio, como já vimos na seção anterior. Mesmo após essa seleção inicial, os projetos que estão em andamento na organização também têm competição por recursos. Em um hospital em São Paulo, havia dois projetos em execução na área de TI. Um deles estava implantando o TISS e o outro fazia o *upgrade* (atualização) do sistema de gestão (ERP). Ambos precisavam do acesso à unidade de teste do ERP: o do TISS, para testar as ligações entre envio de informações para a ANS e a relação com a conta do paciente; o de atualização, para testar as novas funcionalidades. Por falta de um gestor de portfólio, as semanas de teste ficaram sobrepostas e houve muita discussão sobre qual era o projeto mais importante para a organização. Ambos tinham uma data de entrega apertada e não queriam ceder alguns dias para o outro. A solução, nesse caso, foi dividir o uso da base de teste em turnos: uma das equipes trabalharia uma semana durante a madrugada e, na semana seguinte, os horários seriam invertidos. Isso causou grande impacto negativo na moral e produtividade de ambas as equipes.

- *Abertura:* quando um projeto é idealizado, muitas vezes seu início é informal: o diretor clínico chama o gerente médico e indica a necessidade de reestruturação da área de ambulatórios. Esse "desafio" é absorvido pelo gerente, que já parte para "mãos à obra". Esse tipo de abordagem contribui para a estatística de insucesso dos projetos: o relatório CHAOS de 2020, do The Standish Group, mostra que 28% dos projetos falham e apenas 14% têm sucesso. Os 59% restantes são finalizados, mas atrasam ou ultrapassam o orçamento previsto. Todo projeto deve ser iniciado por meio de um documento chamado *project charter*, que apresenta seu objetivo, seu escopo básico (falaremos sobre escopo na próxima seção), seu orçamento previsto e indica quem será o gerente responsável por sua execução e seu controle. No nosso exemplo anterior, esse documento deveria ter sido preparado pelo diretor clínico e apresentado ao gerente médico, que provavelmente gerenciará as atividades de reestruturação do ambulatório.

□ *Planejamento*: após a abertura do projeto, começa a fase de planejamento. Muitos profissionais têm o péssimo hábito de negligenciar essa etapa e já partir para a ação antes de a planejar. Nessa etapa, o escopo apresentado no *project charter* deve ser detalhado para que possamos estimar quanto tempo, dinheiro, pessoas e máquinas precisaremos para realizá-lo. São utilizadas ferramentas como *cronograma* e o *gráfico de Gantt* para podermos controlar, nas próximas etapas, o andamento do projeto. Então, também são definidos os planos de comunicação, de gestão de risco, de qualidade e outros necessários ao projeto.

□ *Execução e controle*: esta é a fase mais visível do projeto, em que as pessoas colocam a "mão na massa". O papel do gerente de projetos, aqui, é controlar se seu planejamento está sendo seguido. Quando os projetos são mal planejados, os erros são sentidos diariamente na execução. Atividades atrasam, prazos não são cumpridos e os custos vão além do esperado. Existem várias métricas de projetos para avaliação de custos e prazos, que se baseiam na comparação entre o que foi realizado e o que foi executado. Uma das ferramentas mais comuns para isso é o *Earned Value Analysis* (EVA – análise do valor agregado), cujos principais indicadores estão detalhados no Quadro 8.2. O gerente do projeto também é responsável por negociar com a equipe e com o resto da organização problemas do dia a dia (como no caso do ERP citado) e por gerenciar a motivação de sua equipe. Dizer que *este* profissional influencia diretamente o sucesso ou fracasso de um projeto não é exagero.

□ *Fechamento*: quando um projeto termina, seu gestor ainda tem algumas tarefas a cumprir. Uma delas é a documentação das *lições aprendidas*. Em todos os projetos, aprendemos alguma

Quadro 8.2. Métricas de avaliação de *performance* de projeto

Indicador	Definição	Exemplo
BAC – *budget at completion* (orçamento no término)	Orçamento total do projeto	O orçamento total é de R$ 150.000
Percentagem completa	Percentagem do trabalho completo	Era esperado que 20% do trabalho estivesse completo
PV – *planned value* (valor planejado)	Parcela do orçamento total que deveria ter sido gasto até um determinado ponto do projeto	Era previsto gasto de R$ 50.000 até o momento
AC – *actual cost* (custo real)	Quantidade de recursos realmente gastos até um determinado ponto do projeto	Foram gastos R$ 43.000 até o momento
EV – *earned value* (valor agregado)	O que foi gasto considerando o montante de trabalho realizado (porcentagem completa)	Se 20% do trabalho foi realizado, o gasto esperado era de R$ 30.000
CV – *cost variance* (variação de custos)	Indica se o projeto está dentro ou fora do orçamento, calculando a diferença entre o trabalho produzido e o esforço realizado. É dada por EV-AC. Se positivo, mostra que está dentro do orçamento	R$ 30.000 – R$ 43.000 = –13.000 Indica que gastou mais do que era previsto para esta quantidade de trabalho realizada
SV – *schedule variance* (variação de prazos)	Indica se o projeto está atrasado ou em dia, calculando a diferença entre o trabalho realizado e o que estava orçado. É dada por EV-PV. Se positivo, mostra que está adiantado	R$ 30.000-R$ 50.000 = –20.000 Indica que está atrasado em relação ao cronograma-base
SPI – *schedule performance index* (índice de desempenho de prazos)	É a razão entre o trabalho real e o planejamento, indicando o índice de eficiência da execução do projeto. Mostra, em percentagem, o quanto estamos próximos de completar um projeto. É dado por EV/PV. Se SPI > 1, estamos adiantados; se SPI = 1, em dia	R$ 30.000 / R$ 50.000 = 0,6 Indica que estamos atrasados
TCPI – *to complete performance index* (índice de desempenho de custos para terminar)	É utilizado para saber o quanto sua equipe deve trabalhar para alcançar um projeto atrasado. Se o índice é maior que 1, você deve se empenhar em correr atrás do prejuízo; se não, o projeto está em dia e com os custos controlados. É dado por (BAC-EV)/(BAC-AC)	$\dfrac{\text{R\$ 150.000} - \text{R\$ 30.000}}{\text{R\$ 150.000} - \text{R\$ 43.000}} = 1,12$ Indica que é necessário trabalhar 12% a mais para completar o trabalho a tempo e no orçamento até o prazo final do projeto

Fonte: PMI (Project Management Institute). Um guia do conjunto de conhecimentos em gerenciamento de projetos (PMBoK). Newton Square, 2004.

coisa, seja da cultura da empresa, seja sobre prazos de execução ou perfil de profissionais. O encerramento de um projeto não significa necessariamente que ele teve sucesso ou que o projeto foi concluído. Alguns projetos param na metade por falta de recursos ou decisão estratégica, por exemplo. Também nessa fase, o gerente do projeto faz uma análise quantitativa, com base nos indicadores já comentados anteriormente. O encerramento formal do projeto ocorre quando todos os *stakeholders* são informados de seu término. Normalmente, é feito por meio da assinatura de um documento que atesta que todas as pendências foram resolvidas.

Escopo

Um dos itens mais importantes do projeto é o *escopo*. Nele estão definidos os objetivos, descrições e limitações do projeto. São dois os tipos de escopo comuns: o de *produto* e o de *projeto*.

No *escopo do produto*, o foco são as características do produto a ser entregue. Por exemplo, se estamos comprando um novo aparelho de ressonância para o hospital, precisamos ter as especificações técnicas do equipamento e as necessidades estruturais para sua instalação (área, eletricidade etc.).

Já o *escopo do projeto* inclui as características do projeto em si e as atividades que serão necessárias para completá-lo. Por exemplo, para selecionarmos, comprarmos e instalarmos a ressonância, precisamos buscar fornecedores, avaliá-los, fazer a compra, reformar a área da instalação e testar o aparelho antes de seu primeiro uso. Essas atividades muitas vezes estão diretamente ligadas ao escopo do produto, como vimos neste caso.

Precisamos nos preocupar com ambos os escopos desde a abertura do projeto. É com base nessas necessidades que elaboraremos duas das principais ferramentas da gestão de projetos: o *Work Breakdown Structure* (WBS), também chamado de Estrutura Analítica de Projetos (EAP), e o cronograma.

O WBS é uma ferramenta que lista, de forma hierárquica, todas as entregas do projeto. Por exemplo, para instalarmos o equipamento de ressonância, precisamos selecionar e comprá-lo, detalhar sua localização e áreas de apoio, definir a infraestrutura, fazer as obras e instalá-lo. Com o WBS, desenhamos essas entregas de forma a completar o projeto (Figura 8.4).

O WBS serve de base para gerarmos o cronograma, pois todos os entregáveis devem ser divididos nas tarefas que os compõem. No *site* do livro, há exemplos de cronogramas e de gráficos de Gantt para controle da execução das atividades.

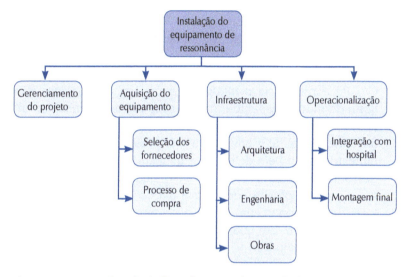

Figura 8.4. WBS para instalação de equipamento de ressonância magnética.

Dificuldades na Saúde

Alguns gerentes de projetos que não têm experiência na área de Saúde se deparam com algumas dificuldades que já conhecemos bem, pelo nosso dia a dia nas organizações. Em projetos, devemos estar atentos a elas desde o planejamento até o encerramento das atividades. Quando contratamos uma consultoria externa, devemos nos certificar de que seus profissionais também tenham consciência delas e saibam contorná-las. Os principais pontos são:

❑ *Hospital não fecha as portas*: ao participar de projetos dentro e fora da área de Saúde, uma das grandes dificuldades de implantação é que alguns prestadores não fecham suas portas. Quando uma rede de supermercados precisa atualizar seu sistema de informação, por exemplo, pode avisar aos clientes do não funcionamento e trabalhar sem interferência. Ao reformar uma ala de internação, todos os pacientes e profissionais do mesmo andar sofrerão com o barulho e com a poeira. Nesses casos, o gerente de projetos deve estar atento a como contornar essa dificuldade. No caso do sistema de informação, criar controles manuais de atendimento, resultados de exames e acesso a prontuários, por exemplo. No caso da reforma, avisar aos pacientes e funcionários e tentar isolar, ao máximo, a área da obra. Independentemente do meio, o projeto deve prever essa dificuldade o quanto antes.

❑ *Cultura e resistência à mudança*: a maioria das pessoas não gosta de mudanças, ainda mais em sua rotina de trabalho. Em hospitais, clínicas, consultórios e serviços de diagnóstico, os profissionais de saúde e administrativos possuem rotinas e procedimentos muito bem definidos e qualquer alteração lhes causa desconforto. Geralmente, um projeto muda alguma coisa. Pode ser um novo *software*, uma nova ala de internação, um novo local de estacionamento. Com o desconforto, vem muitas vezes a resistência. Em qualquer mudança, a pior coisa que pode ocorrer a um *sponsor* de projeto é ver que os usuários sentem saudades do "velho". Claro que é quase impossível excluir totalmente a sensação de mudança nos primeiros dias, mas se os funcionários ainda falam que o "antigo era melhor" depois de alguns meses, alguma coisa saiu errada no escopo do produto ou no *gerenciamento da mudança*. Gerenciar a mudança é preparar a organização para recepcionar algo novo. Pode ser feito com treinamentos, comunicação ou maior interação dos funcionários com o projeto. De qualquer forma, deve fazer parte do planejamento do projeto, pois essas atividades necessitam de recursos e tempo para serem realizadas.

❑ *Comunicação com vários grupos*: essa é uma dificuldade mais comum para os que vêm de fora da cultura de Saúde. Em hospitais, por exemplo, podemos ter corpo clínico aberto e fechado. Para atingirmos os médicos que vêm apenas prestar serviços – corpo aberto –, não adianta colocarmos qualquer informação importante no jornalzinho da empresa. Além disso, profissionais que trabalham diretamente na assistência ao paciente não trabalham em frente ao computador o dia todo, como consultores. Assim, enviar-lhes um *e-mail* não significa que será lido a tempo. Para o gestor do próprio hospital, é fundamental prestar atenção a como é feita a comunicação, principalmente se for contratada uma consultoria para a gestão do projeto. Em um projeto de TI em São Paulo, a equipe da consultoria externa contratada passou por dois dias de "aculturação", para aprender como se comunicar dentro do hospital.

Dificuldades de comunicação e cultura existem em todas as organizações. Apenas devemos estar atentos a elas durante todo o planejamento e a execução do projeto. Não são raros os casos em que falhas de comunicação levam um projeto ao atraso e até mesmo ao fracasso.

O modelo ágil

Até agora, tratamos da metodologia clássica de gerenciamento de projetos, também chamada de Tradicional ou Em Cascata (para projetos de tecnologia). Ela funciona muito bem para projetos em que as definições não deverão mudar muito ao longo do projeto. Quando uma incorporadora inicia a construção de um prédio, já tem muito bem definidas a planta e a estrutura. O arquiteto responsável não pode ter ideias mirabolantes enquanto o prédio já está em construção. O mesmo vale para desenvolvimento de novos carros, celulares e outros bens físicos.

O problema é quando entramos no mundo digital. Você já deve ter reparado que não precisa instalar um novo *software* ou aplicativo toda vez que uma versão muda. Os mais velhos devem se lembrar do tempo em que, quando mudávamos de versão do Windows, tínhamos que usar vários disquetes ou CDs para colocar no novo *software*. Hoje esse processo é mais fluido. As atualizações nos vão sendo passadas e muitas vezes nem reparamos.

Nesse cenário de fluidez, os projetos precisaram se adaptar para poder entregar soluções mais rápidas e com maior periodicidade. Em 2001, um grupo de desenvolvedores da área de tecnologia criaram o Manifesto para o Desenvolvimento de *Software* Ágil (The Agile Manifesto), com algumas premissas e princípios que agilizariam as entregas dentro de um projeto.

No modelo Tradicional, o objetivo é planejar tudo, executar tudo e entregar o que foi planejado. No Ágil, há espaço para adaptações e mudanças.

Um dos métodos Ágeis mais conhecidos é o SCRUM. A partir de uma visão de um produto, que pode estar em um futuro longínquo, o projeto se organiza para entregar versões deste produto. Cada uma delas é melhor e mais completa que a anterior (Figura 8.5b). Note que a diferença com o projeto Tradicional é que eu não preciso terminar o projeto para entregar o produto ou serviço (Figura 8.5a).

Apesar de haver grandes discussões sobre as vantagens de uma ou da outra metodologia, o modelo Ágil não deixa de passar pelas mesmas etapas de planejamento, execução e controle dos projetos Tradicionais. São mais curtos e mais ágeis, claro, mas não significa que não devam ter a mesma rigidez de controle que os projetos clássicos.

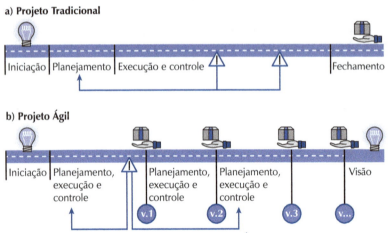

Figura 8.5. Metodologias de projetos: Tradicional e Ágil.

Série Gestão em Saúde (Fundação Getulio Vargas – FGV)
Volume 1

Capítulo 9

Tópicos Selecionados em Operações

Como já vimos, a Gestão de Operações tem inúmeros desdobramentos e áreas de estudo. Neste capítulo, escolhemos alguns temas fundamentais, mas que merecem um livro à parte para seu completo entendimento. Então, nosso objetivo é pincelar alguns conceitos para que seja possível, futuramente, aprofundar-se em cada um deles. Os temas abordados aqui são:

- ❑ Pesquisa operacional.
- ❑ Tecnologia de informação.
- ❑ Desempenho e melhorias.

Pesquisa operacional: a matemática

Muitos dos questionamentos de operações necessitam de análise de dados da organização. Pesquisa operacional é o ramo da matemática que cobre cálculos sobre vários ramos da Gestão de Operações. Existem modelos e ferramentas específicos para o cálculo de filas, capacidades e programação de recursos. As ferramentas de Pesquisa Operacional são muito mais comuns em organizações cujos resultados e a produção podem ser facilmente quantificáveis, como indústrias e comércio.

Antes dos modelos matemáticos, a pesquisa operacional era baseada em tentativa e erro. Vamos a um exemplo simples: de quantos leitos preciso se tiver 150 pacientes por mês, a uma taxa de permanência de 3,4 dias? Se não transformarmos esta frase em uma equação, ficaremos "chutando" valores até acertarmos. Com apenas as informações citadas, podemos imaginar que, com 150 pacientes, a uma taxa de 3,4 dias, precisamos ter 510 leitos/mês. Fazendo uma conta "burra" e supondo que um mês tem 30 dias, devemos ter 17 leitos.

Este é um exemplo muito simples de resolução de problemas usando o método determinístico ou linear. Claro que há muitas outras variáveis que compõem esse cenário. Por exemplo, como sabemos que a entrada de pacientes é igual por todo o mês ou que essa variação é linear? E se tivermos mais pacientes na segunda quinzena do que na primeira? Os 17 leitos ficarão ociosos nos primeiros 15 dias do mês e haverá superlotação nos seguintes. Para o cálculo usando probabilidades, temos outro método, o estocástico.

Vimos, com esse único exemplo, que a Pesquisa Operacional é de extrema utilidade para os prestadores. Este capítulo não pretende entrar nos cálculos matemáticos, apenas introduzi-los à disciplina. Fala-se muito em Data Science, ou Ciência dos Dados, um conjunto de ferramentas que auxilia o gestor a extrair conhecimento dos números de sua organização. Usar o Microsoft Excel é uma boa porta de entrada neste mundo. O passo seguinte pode ser o estudo de uma linguagem como Python, que permite trabalhar com muitos mais dados que o Excel.

Para começarmos a entender um pouco sobre a Pesquisa Operacional, é importante, então, conhecermos alguns métodos e termos comuns à disciplina. Os dois principais métodos são o *determinístico* e o *estocástico*. A distinção está no tipo de problema a ser resolvido. Cada um deles, como veremos a seguir, tem variações e ferramentas específicas.

❑ *Determinísticos*: problemas determinísticos (ou lineares) são aqueles em que nenhuma aleatoriedade é admitida. Nos prestadores de serviços, na prática, eles parecem inexistentes. Porém, se colocarmos algumas premissas que reduzem a variabilidade, podemos usar este modelo para planejamento. Por exemplo, na elaboração da escala de profissionais de enfermagem em determinado período, temos o número de profissionais, o tamanho dos turnos e as restrições – plantões e folgas. Claro que o cálculo matemático não levará em conta as trocas de plantões ou a preferência dos profissionais envolvidos, mas já auxilia a programação inicial da escala. Outro exemplo é a composição de uma refeição balanceada para pacientes ao menor custo. Os dados são os alimentos, seu custo e seus valores nutricionais, que não variam ao longo do cálculo.

❑ *Estocásticos*: do outro lado, os estocásticos – não lineares ou probabilísticos – são os que possuem uma probabilidade definida de ocorrência. Uma forma de calcular a variabilidade previsível, que discutimos no Capítulo 6, é usarmos os métodos estocásticos. Um exemplo que já discutimos ao longo do livro é como distribuir os leitos entre as diversas especialidades do hospital, para evitarmos ociosidades e superlotação. Essa é a melhor distribuição para os resultados financeiros da organização? Reparem que há duas questões distintas aqui, que podem ser resolvidas por meio de métodos não lineares. A Teoria das Filas também é um método estocástico, que usa a probabilidade da ocorrência de um fenômeno (entrada de paciente no pronto-atendimento, por exemplo) para os cálculos de funcionamento da operação.

O processo de análise

No caso de problemas não lineares, as atividades de coleta e avaliação de dados variam de acordo com o tipo de análise. Mas, para a elaboração de problemas lineares, os seguintes passos são os mais comuns:

❑ *Identificar as variáveis desconhecidas*: quais os enfermeiros por plantão ou a porcentagem de leitos para cada especialidade.

❑ *Listar todas as restrições do problema*: um enfermeiro não pode dar mais de um plantão por dia ou o número de enfermeiros por plantão deve ser maior ou igual ao número de profissionais necessários.

❑ *Identificar o critério de otimização*: distribuir os enfermeiros de acordo com a programação; maximizar a ocupação de leitos no hospital.

❑ *Inserir as variáveis no* software *de análise*: um dos mais usados é o Excel, da Microsoft, por meio da ferramenta *Solver*.

Note que, para qualquer um dos métodos, dois fatores são essenciais: o conhecimento do negócio, para listar as restrições e as variáveis, e o acesso a dados da organização, para alimentar o sistema que fará os cálculos. Na próxima seção, discutiremos o papel da tecnologia na organização e busca desses dados, fundamentais para a análise da gestão de operações.

Informação e tecnologia

Grande parte do que discutimos sobre planejamentos e controles depende de informações sobre a própria organização. O objetivo da geração da informação, para a área de operações, é mostrar quais as mudanças nos desenhos de processos, suprimentos e recursos disponíveis que afetam os serviços para pacientes e a própria utilização da capacidade.

A experiência no trabalho de consultoria para prestadores de serviços de Saúde mostra que muitas das análises são feitas pela avaliação já consolidada dos dados, sem a preocupação de entender suas variações. Por exemplo, quase todos os hospitais trabalham com o indicador de média de permanência dos pacientes no hospital. Porém, é extremamente raro vermos o uso das informações individuais dos pacientes para explorar o impacto desse número e de sua variabilidade para o planejamento e a análise da *performance* desse serviço de atendimento.

Além disso, o setor de Saúde é considerado um negócio baseado em informação, já que suas atividades não podem ser desenvolvidas de forma adequada sem a organização e a confiabilidade nos dados gerados pelos pacientes e no conhecimento dos profissionais. A informação como matéria-prima ainda não é aproveitada para o planejamento de operações, como ocorre em outras indústrias. A área de Saúde é riquíssima em dados, mas estes não estão – ainda – devidamente organizados de forma a surtirem algum efeito "de volta" para as instituições. Uma conta hospitalar, que representa o conjunto de produtos e serviços prestados e consumidos, é extremamente customizada e isso não é aproveitado sob o ponto de vista de inteligência mercadológica. Por mais que os hospitais sejam vistos como organizações complexas – e o são – isso não os exime da responsabilidade organizacional de aprender a utilizar melhor os dados que geram. Exemplos de outras indústrias, como o mercado de luxo, mostram que as empresas colhem dados no momento da compra como hora, dia da semana e, inclusive, clima. Todas as variáveis são utilizadas para tentar diminuir a imprevisibilidade do consumo, com base nas características internas dos consumidores e nas condições ambientais, e apresentam resultados positivos.

A área de Saúde produz informação em diversos formatos: textos, imagens, sons e vídeos. Até pouco tempo, essas informações só podiam ser armazenadas separadamente. Textos e imagens ficavam nos prontuários em papel, sons e vídeos eram armazenados em mídias específicas. A tecnologia hoje disponível e cada vez mais acessível, permite que todos esses dados possam ser armazenados e consultados em apenas um lugar.

Estudando textos sobre uso de Tecnologia de Informação em hospitais, vemos que eles privilegiam a integração entre informações de diversas áreas, internas ou externas à organização. Entretanto, são poucos os que tratam da integração entre as informações logísticas – de clientes e distribuidores – e as informações clínicas. Para a cadeia externa, por exemplo, esta poderia ser uma das iniciativas do comércio eletrônico no futuro para a área hospitalar. E, com foco na cadeia interna, os fluxos de suprimentos de um centro cirúrgico, por exemplo, seriam mais bem administrados se as demandas fossem planejadas pelos casos atendidos, e não por uma média de utilização histórica. O *just in time* poderia dar lugar ao *just in case*.

Tecnologia para operações

Historicamente, os sistemas de administração de produção foram desenvolvidos isoladamente do resto da organização, de forma localizada nos departamentos responsáveis. A área de estoques, por exemplo, tinha seu próprio *software*, que não "conversava" com o de contas a pagar. Esses sistemas legados não tinham qualquer preocupação com os demais aplicativos da organização e concentravam-se apenas na coleta e no acúmulo de informações. Assim, seu uso para tomada de decisão era muito restrito, pois não havia funcionalidades analíticas desses dados.

Os sistemas ERP (*Enterprise Resource Planning*) foram desenvolvidos para integrar as informações provindas de vários desses sistemas legados, não apenas de produção, mas também de finanças, recursos humanos e contabilidade. Cada um deles possuía sua própria arquitetura e modo de coleta das informações, de acordo com a necessidade de cada uma das áreas. A falta de integração e comunicação entre eles impedia uma série de análises organizacionais e de mercado, que só poderiam ser obtidas com o cruzamento dos dados.

A base da criação do ERP teve início justamente com a necessidade de controlar estoques e suprimentos. A partir da década de 1970, o foco foi ampliado para todo o processo de manufatura, gerando a elaboração do *Materials Requirement Planning* (MRP). Após 1980, o MRP evoluiu para o MRP-II *Manufacturing Resource Planning,* que é considerado uma extensão do MRP para o setor de vendas e gestão da distribuição.

Finalmente, em meados da década de 1990, surge o termo ERP para se referir ao modelo de evolução do MRP-II. O ERP difere do MRP-II, principalmente em arquitetura técnica: possui interface gráfica, o que facilita o uso, banco de dados mais avançado e pode ser usado por vários usuários ao mesmo tempo, em diversas máquinas diferentes.

A partir dos anos 2000, iniciou-se o desenvolvimento da próxima geração dos ERP, chamada pelo Instituto Gartner de *Enterprise Application Suite* (EAS), que inclui, além das funcionalidades do ERP, características de outros sistemas como *Customer Relationship Management* (CRM) e *e-business*. Alguns fabricantes de ERP responderam a essa demanda por meio de aquisições de outras empresas, parcerias ou melhorias dos seus próprios produtos. Assim, o ERP II é uma evolução do ERP que estende processos de negócio, abre arquitetura da aplicação, provê funcionalidades para verticalização e é capaz de suportar requerimentos globais de negócios.

Além das *suites*, existem os Sistemas de Informação de Gestão de Materiais (MMIS – *Materials Management Information Systems*), que são aplicativos isolados ou módulos de um ERP que auxiliam o gerenciamento de estoques e inventários. Dentre suas capacidades, está a gestão de contratos com fornecedores. O uso de MMIS, atrelado ao de códigos de barras, tende a aumentar com a maior importância da gestão de materiais, principalmente em áreas clínicas especializadas, como centros cirúrgicos.

Dentro do conjunto de ferramentas para cadeias de suprimentos, estão os *Warehouse Management Systems* (WMS – Sistemas de Gerenciamento de Almoxarifados), que são descritos como um sistema de rastreamento de estoques em tempo real.

Além da coleta precisa e do acesso aos dados relativos à produção e à distribuição interna dos produtos, um dos fatores mais importantes na utilização de sistemas de informação é a facilidade e adequação de seu uso aos processos das empresas. Ao implantar sistemas de informação como o ERP, é fundamental avaliar se os sistemas coincidem ou não com as questões de negócio e quais os impactos estratégicos de negócios e de operações. Veremos adiante que essa é uma das principais dificuldades na implantação de sistemas em serviços de Saúde.

Tecnologia em Saúde

Quando falamos de tecnologia para serviços de Saúde, precisamos distinguir a Tecnologia de Informação (TI) – tema deste capítulo – da Tecnologia Médica. Essa distinção é fundamental para compreendermos seus aspectos e benefícios para as organizações.

Por Tecnologia Médica entende-se o conjunto de equipamentos, *softwares* e serviços utilizado diretamente para o atendimento, diagnóstico e tratamento de pacientes. Pode também ser descrita como a tecnologia aplicada à organização. Pelas definições citadas, faz parte da qualidade técnica das organizações de Saúde. A tecnologia médica traz benefícios para a assistência médica, distribuindo a informação adequadamente e focando a assistência no usuário ou paciente. Equipamentos médicos têm o mesmo peso que a equipe médica para justificar a escolha dos melhores hospitais. O Cadastro de Estabelecimentos de Saúde (CNES) também exige a informação do número de equipamentos de várias categorias em seu cadastro, o que possibilita a geração de indicadores na área. Estes indicadores foram utilizados durante a pesquisa para auxiliar na seleção das organizações estudadas, já que não há, no Brasil, referência semelhante para o uso de sistemas de informação.

A Tecnologia de Informação voltada para o segmento médico-hospitalar, por sua vez, inclui todos os sistemas que organizam os dados que percorrem os processos. Como o segmento de Saúde é baseado também em informações, a TI é fundamental para o bom andamento das atividades da organização – a qualidade de processos. Dentro da TI há também a distinção entre sistemas de informações clínicas, administrativas e de apoio.

Em alguns segmentos, como o de bancos, as tecnologias de informação e a aplicada se confundem, já que o grande produto de valor é a credibilidade da informação financeira. Alguns estudos apontam que as tecnologias clínica e de informação também se mostraram benéficas para a qualidade do atendimento mas, devido ao aumento dos custos, começou-se a analisar seu impacto para a *performance* financeira das organizações.

Além do ERP, já mencionado, vários prestadores de serviços de Saúde já utilizam o equivalente ao MRP para entrada e armazenamento de informações de sua *produção*. São os chamados Sistemas de Informação Hospitalar (SIH ou, em inglês, HIS – *Hospital Information System*), cujos componentes possibilitam aos profissionais a realização da atenção aos pacientes. Esses sistemas também são chamados de SIC (Sistemas de Informação Clínica).

Esses sistemas possuem módulos que permitem a entrada de dados e sua consulta. Além disso, podem auxiliar na tomada de decisão ao apresentar análise das informações, como série histórica de resultados de exames, por exemplo. Pelo sistema "manual", o profissional deveria olhar individualmente cada um dos números para chegar a uma conclusão.

Um dos módulos mais utilizados do SIH é o de prescrição eletrônica. Existem vários níveis de tecnologia aplicada. O mais simples, por exemplo, apresenta campos que são preenchidos individualmente pelo profissional, funcionando apenas como um repositório de dados. Além da economia de papel, não existe a dificuldade de compreensão da caligrafia. Também essa informação pode ser passada automaticamente para outras áreas do hospital que participarão do processo, como farmácia, almoxarifado, enfermaria e contas médicas. Sistemas mais avançados podem contribuir com a qualidade da prescrição, alertando sobre interações medicamentosas e sobre equívocos de dosagens, por exemplo.

Independentemente do nível de interação entre o sistema e o profissional, o importante é que as informações, que antes estavam restritas a uma cópia do prontuário de papel, estão disponíveis para vários profissionais ao mesmo tempo e em lugares diferentes.

O aumento do uso da tecnologia de informação nos hospitais vem trazendo de volta uma das funções esquecidas do Serviço de Arquivo Médico e Estatística (SAME). O SAME, já há alguns anos, virou apenas um departamento de controle de entrada e saída de documentos, não havendo tempo para se dedicar ao estudo das informações ali contidas. Com a informatização, além de o prontuário eletrônico reduzir a necessidade de busca e armazenamento de papéis, a análise desses dados fica muito mais fácil.

Uma grande vantagem do ambiente hospitalar em relação ao varejo, por exemplo, é que a informação sobre compra e utilização de um produto específico é individual: para cada paciente há uma lista de produtos e serviços prestados. Quando uma pessoa vai a uma loja de roupas, por exemplo, pode comprar um produto para ela mesma ou para outros. Esta informação não é guardada. Além disso, a área de Saúde é dependente de processos. Em um hospital de São Paulo, ao compararmos o que foi administrado a pacientes internados e suas contas médicas, achamos várias discrepâncias para os dois lados. Alguns medicamentos são tomados e não cobrados; da mesma forma, outros não foram administrados, mas estão na conta.

Outro fator relevante é que, no caso dos serviços de Saúde, o cliente deve estar presente durante sua aquisição e a utilização. Por isso, a utilização tecnologias ligadas à informação clínica, integradas à de suprimentos, possibilita a redução de camadas de distribuição. Do ponto de vista do usuário – enfermeiros, médicos e outros profissionais da Saúde –, o sistema deveria servir como um catálogo de compras, mostrando as opções de produtos e permitindo o pedido e controle do pedido. O uso de sistemas de prescrição eletrônica possibilita esta funcionalidade, já que os profissionais devem escolher dentre as opções pré-cadastradas. Além disso, permite a coleta de dados sobre tempo de prescrição e administração de medicamentos, como relatado anteriormente, fazendo uma ligação direta entre a área de atenção ao paciente e o *back office*.

Dificuldades na Saúde

São duas as principais dificuldades de utilização de sistemas de informação em prestadores de serviços de Saúde: investimentos e integração aos processos.

A área de Saúde é constantemente criticada pelo baixo investimento em TI. No Brasil, a pesquisa anual do FGVcia mostra que em 2021 os investimentos nesta área foram de 6,6% do faturamento, abaixo da média de serviços (11,7%) e menos da metade do setor financeiro (16%). Em vários casos, a Tecnologia de Informação compete com a Tecnologia Médica por recursos. Entre a renovação de parte do *datacenter* e um novo tomógrafo, muitas vezes o segundo é escolhido por apresentar maior retorno à organização. É muito difícil justificar o investimento em um sistema de informação hospitalar, uma vez que a melhoria no atendimento, devido ao *software*, não é mensurada. Em um supermercado, por exemplo, ao trocar a caixa registradora manual pela leitura de código de barras, a venda é processada mais rapidamente e as filas diminuem. Clientes mais satisfeitos, menor necessidade de funcionários e espaço, ou seja, resultados melhores.

Essa quantificação é mais difícil nos processos clínicos. Como medir que a decisão por um tratamento foi mais eficiente porque o médico usou o sistema de informação em vez de consultar o prontuário em papel? Claro que, em entrevistas, alguns deles indicam que o trabalho é muito mais "fácil", pois se encontram as informações com mais rapidez. Entretanto, não existem meios para quantificar essa facilidade. A dificuldade de justificar os investimentos acaba por atrapalhar a decisão de compra de implantação da tecnologia de informação em hospitais, clínicas e consultórios.

Outro fator que atrapalha o uso da TI é a falta de adequação das iniciativas tecnológicas e de operações aos processos clínicos – são eles que geram toda a complexidade. Não vemos ainda soluções práticas para entrada e consulta de informações à beira do leito, por exemplo. Além disso, muitos dos sistemas de informação não são vistos como mais "amigáveis" aos profissionais de Saúde, ou seja, a usabilidade desses sistemas é criticada. O desenho dos sistemas de gestão, que não se integram adequadamente aos sistemas clínicos, acaba por prejudicar o uso do conhecimento pela área de operações, pois não há uma ligação entre o uso dos insumos e a sua *performance* na organização.

Desempenho e melhorias

Estamos sempre falando sobre melhorias nos prestadores de serviços de Saúde, seja na qualidade do atendimento, no controle de custos ou na satisfação dos funcionários.

Para que uma melhoria seja realizada, a primeira etapa é a identificação das oportunidades, de acordo com sua importância para a organização. O processo para esse levantamento está em todas as análises que já fizemos no decorrer deste livro. Algumas podem ser internas e urgentes, como a qualidade das luvas de procedimento, que tem dado alergia aos funcionários. Outras podem ser internas e gerenciáveis, como o atendimento dos funcionários do estacionamento, que tem sido alvo de críticas por parte dos clientes. Essas oportunidades também podem ser futuras, como a ampliação da área do ambulatório da pediatria para maior conforto dos pacientes e acompanhantes.

Essas oportunidades só foram identificadas porque foi realizada uma *medição do desempenho*. Muitas organizações vivem do *achismo* e imaginam que a vivência diária do gestor indica o que deve ou não ser melhorado. A medição é um processo de quantificação da eficácia ou da eficiência de uma empresa ou área de negócio (Quadro 9.1).

A medição do desempenho está diretamente ligada ao planejamento estratégico de operações das empresas. No Capítulo 2, falamos sobre alguns fatores de estratégia como custo, qualidade e confiabilidade. É nessa definição que os planejamentos são realizados e, posteriormente, medidos. Por exemplo, supomos que o hospital estabeleça uma meta de dez procedimentos cirúrgicos de

Quadro 9.1. Diferença entre eficácia e eficiência

Eficácia	Se o processo funciona, se os objetivos são atingidos e necessidades são satisfeitas
Eficiência	Relação de custo-benefício: se os recursos são usados com economia, buscando resultados positivos para a organização, sem deixar de promover nível de satisfação de clientes

Fonte: Corrêa HL & Corrêa CA. *Administração de produção e operações*. Manufatura e serviços: uma abordagem estratégica. São Paulo: Atlas, 2006.

médio porte por dia, de acordo com a previsão da demanda e alocação de seus recursos. Podemos avaliar se o objetivo foi cumprido e, caso negativo, buscar onde está o erro (oportunidade) e consertá-lo (melhoria). Aqui vemos a importância também de um planejamento adequado. Não adianta querermos 50 procedimentos se não houver demanda e espaço para tanto.

Reparem que todas as melhorias citadas até agora envolvem clientes externos – pacientes – e internos – funcionários. Em serviços, grande parte da avaliação do desempenho de uma organização e identificação de pontos de melhoria está relacionada ao cliente.

Os pacientes e familiares percebem duas dimensões em serviços: qualidade técnica – o resultado – e qualidade de processos – como ele é alcançado. Na área de Saúde, a qualidade técnica do profissional e dos equipamentos utilizados para o diagnóstico e o tratamento tem uma visibilidade ampla para o paciente e, diversas vezes, define a escolha do consumidor por determinado serviço. A qualidade dos processos é definida pela forma como os serviços são entregues. Por exemplo, um determinado hospital pode ter o mais moderno aparelho de ressonância magnética do país. Mas, se o profissional que realiza o exame não for cortês com o paciente, a avaliação do processo é prejudicada.

Existem vários tipos de medição de desempenho e eles não devem ter apenas uma área de visão. Há organizações, por exemplo, que só dão valor ao desempenho financeiro: desde que eu tenha lucro, o cliente pode ficar horrorizado com o serviço. Aqui voltamos aos fatores de definição da estratégia da organização: custo, qualidade, flexibilidade, velocidade e confiabilidade. Os hospitais devem ter indicadores para cada uma destas dimensões, a fim de avaliar sua qualidade.

Existem diversas metodologias de coleta e análise dos indicadores, como o próprio desenho de processos, que já discutimos anteriormente. Essas ferramentas nos ajudam a organizar os dados e utilizá-los para a identificação dos pontos de melhoria.

Um ponto importante na questão de melhoria é que ela deve ser contínua. Os conceitos de *metas inatingíveis* e *kaizen* foram desenvolvidos na área de produção e buscam o empenho de toda a organização para uma evolução ininterrupta da qualidade de processos e serviços. As metas inatingíveis, como o *zero defeito*, foram criadas para que os funcionários não se acomodassem com as metas estabelecidas. Imaginem que um consultório estabelece que 10% das consultas poderão sofrer atraso. Se os profissionais conseguirem o índice de 9%, não farão mais nada para melhorar o tempo de espera para o atendimento, apesar de ainda haver pacientes descontentes. O *kaizen*, por sua vez, deriva da *qualidade total* e significa a continuidade da melhoria em processos, fluxos de trabalho, equipamentos e arranjo físico da organização.

De tempos em tempos, surgem alguns métodos que ficam mais visíveis para as organizações. Um dos mais recentes, que virou "moda" entre as organizações é o *Six Sigma*. Esse método foi desenvolvido na década de 1980 pela Motorola, mas tem ocupado as agendas de muitos funcionários de hospitais e clínicas nos últimos anos. O *Six Sigma* tem foco na redução da variabilidade de processos e resultados. Como já vimos antes, variabilidade é uma condição comum aos serviços de Saúde. Entretanto, há processos em que é possível controlá-la, principalmente nas áreas administrativa e de apoio. Por exemplo, a distribuição do jantar em determinada ala deve ser realizada entre 18h00 e 18h15 e a temperatura do prato quente deve estar entre 60 e 70 °C.

Outra metodologia que vem ganhando espaço é a *Produção Lean*, criada pela Toyota, que também surgiu na área de manufatura, mas pode ser aplicada aos serviços. São ferramentas que buscam a redução do desperdício de recursos, sejam eles humanos, materiais ou temporais. A análise de processos é muito utilizada para levantar oportunidades nesta área.

Um dos fatores mais complexos nos processos de melhoria é a gestão de mudança, que já discutimos na seção de projetos. Os profissionais de Saúde também são resistentes a mudanças. Em um centro cirúrgico, por exemplo, há horários mais "disputados" pelas equipes. Por mais racional que seja a proposta de reordenação dos horários para melhor aproveitamento dos espaços, muitos profissionais não abrirão mão de seus períodos preferidos. Desse modo, a busca pela melhoria deve começar na conscientização dos funcionários em todos os níveis organizacionais.

Referências Bibliográficas

1. AHA – American Hospital Association. Adopting Technological Innovation in Hospitals: Who pays and who benefits? Washington: 2006a.
2. AHA – American Hospital Association. Continued Progress – Hospital Use of Information Technology. Washington: 2006b.
3. Andrews K. The Concept os Corporate Strategy. Homewood, Ill. Irwin, 1971.
4. ANS – Agência de Saúde Suplementar. Informações gerais – Operadoras. Disponível em: <http://www.ans.gov.br> Acessado em: 2010.
5. ANS – Agência de Saúde Suplementar. Caderno de Informação de Saúde Suplementar – Beneficiários, operadoras e planos. Brasília, 2009.
6. ANS Contabiliza impacto econômico do TISS. Boletim Política & Poder, set/2008.
7. ANVISA. RDC nº 50, de 21 de fevereiro de 2002.
8. ANVISA. RDC nº 33, de 25 de fevereiro de 2003.
9. Andersen A. Stockless Materials Management: how it fits into the healthcare cost puzzle. Washington: HIDA Educational Foundation, 1990.
10. Bace J, et al. Understanding the Costs of Compliance. Gartner Group, 2006.
11. Ballou R. Business Logistics Management: planning, organizing and controlling the supply chain. Londres: Prentice Hall, 1998.

12. Baltacioglu T *et al.* A New Framework for Service Supply Chains. Service Industries Journal 2007; 27(2): 105-124.
13. Barbieri JC & Machline C. Logística Hospitalar – Teoria e Prática. São Paulo: Editora Saraiva, 2006.
14. Barlow RD. Debugging supply chain hurdles. Healthcare Purchasing News, 2007.
15. Biafore B. On time! On track! On target! Microsoft Press, 2006.
16. Burns LR *et al.* The Health Care Value Chain: Producers, Purchasers, and Providers. Jossey-Bass, 2002.
17. Burns LR *et al.* The Wharton School Study of the Health Care Value Chain. In: Burns LR (ed.). The Health Care Value Chain. New York: Jossey-Bass, 2002.
18. Burns LR & Degraaff RA. Importance of the Health Care value chain. In: Burns LR (ed.). The Health Care Value Chain. New York: Jossey-Bass, 2002.
19. Carvalho APAD *et al.* Análise pós-ocupação em uma unidade de centro cirúrgico. I Congresso Nacional da ABDEH – IV Seminário de Engenharia Clínica, 2004.
20. Chopra S & Meindl P. Gerenciamento da cadeia de suprimentos – Estratégia, Planejamento e Operação. São Paulo: Pearson Prentice Hall, 2006.
21. Christensen CM *et al.* Inovação na gestão da Saúde. São Paulo: Artmed Bookman, 2009.
22. CNES – Cadastro Nacional de Estabelecimentos de Saúde. Disponível em: <http:// cnes.datasus.gov.br> 2008.
23. Compra Conjunta reduz custo hospitalar. Gazeta Mercantil, São Paulo, 16/jan/2006.
24. Corrêa HL, Corrêa CA. Administração de produção e operações – Manufatura e serviços: uma abordagem estratégica. São Paulo: Atlas, 2006.
25. Corrêa HL, Corrêa CA. Administração de produção e operações – Edição compacta – Manufatura e serviços: uma abordagem estratégica. São Paulo: Atlas, 2009.
26. Corrêa HL, *et al.* An operations management view of the services and goods offering mix. International Journal of Operations & Production Management 2007; 27(5): 444-463.
27. Datafolha. Melhores hospitais de São Paulo. São Paulo, 2007.

28. De Vries G, et al. Design requirements for health care production control systems. Production Planning & Control 1999; 10(6): 559-569.
29. Degoulet P, Fieschi M. Introduction to Clinical Informatics. New York: Springer-Verlag, 1997.
30. Di Serio LC, Santos RC. Ponte para a competitividade. In: Barrizzelli N & Santos RC. Lucratividade pela inovação. 2. ed. São Paulo: Editora Campus, 2006.
31. Dorr D, et al. Informatics Systems to Promote Improved Care for Chronic Illness: A Literature Review. Journal of the American Medical Informatics Association 2007; 14(2): 156-63.
32. Evans P, Wurster TS. Blown to Bits. Boston: Harvard Business School Press, 2000.
33. Falk JA. Caminho Livre para Crescer (Setor Saúde). In: Barrizelli N & Santos RC (ed.). Lucratividade pela Inovação. Rio de Janeiro: Editora Campus-Elsevier, 2006.
34. Ferreira JHG. Alianças estratégicas em hospitais privados: estudo de caso em oito hospitais. Doutorado (Medicina). Faculdade de Saúde Pública, Universidade de São Paulo, São Paulo, 2000.
35. Gonçalves EL. (org.). Gestão Hospitalar – Administrando o hospital moderno. São Paulo: Editora Saraiva, 2006.
36. Hospitais Referência. IT Midia, 2008.
37. Hovenkamp H. Competitive Effects of Group Purchasing Organizations' (GPO) Purchasing and Product Selection Practices in The Health Care Industry. Washington: HIGPA, Health Industry Group Purchasing Association, 2002.
38. IBGE – Instituto Brasileiro de Geografia e Estatística. Estatísticas da Saúde: Assistência Médico-Sanitária 2005. 2006.
39. Interfarma. Disponível em: http://www.interfarma.com.br. Acessado em: 2008.
40. Koike B. Rede própria de planos de saúde acirra concorrência com hospitais. Valor Online, 2008.
41. Kowalski. Managing Hospital Materials Management. Milwaukee: American Hospital Publishing, 1994.
42. Lafis. Brasil – Indústria Farmacêutica. 2006.
43. Lafond N, Landry S. Gérer plus efficacement les stocks du bloc opératoire à partir de la programmation des interventions chirurgicales. Gestions hospitalières 2001; 405: 259-63.

44. Leitão L. Cenário Favorável. Saúde Business – Especial Diagnóstico por Imagem, n. 15, 2007.
45. Lima CR, et al. Sistemas de Distribuição de Medicamentos em Farmácia Hospitalar. In: Gomes MJVM, Reis AMM (ed.). Ciências Farmacêuticas: uma abordagem em Farmácia Hospitalar. São Paulo: Editora Atheneu, 2000.
46. Lovelock C, Gummesson E. Whither services marketing? In search of a new paradigm and fresh perspectives. Journal of Service Research 2004; 7(1): 20-41.
47. Machline C. Cadeia de Valor na Saúde – Compras na Área de Saúde. Debates GVsaúde, n. 3, 2007.
48. Machline C, Sampaio M. A new kind of operation inventory: the pre-assembled kit. SIMPOI – XI Simpósio de Administração da Produção. Logística e Operações Internacionais, FGV – EAESP, 2008.
49. Machline C, Carreira D. Administração dos bens patrimoniais do hospital. In: Gonçalves EL. (org.). Gestão Hospitalar – Administrando o hospital moderno. São Paulo: Editora Saraiva, 2006.
50. Malik AM, Schiesari LMC. A gestão da qualidade nos hospitais brasileiros. In: Gonçalves EL. (org.). Gestão Hospitalar – Administrando o hospital moderno. São Paulo: Editora Saraiva, 2006.
51. Malik AM, Schiesari LMC. Instrumentos utilizados na prática diária da gestão da qualidade. In: Gonçalves EL (org.). Gestão Hospitalar – Administrando o hospital moderno. São Paulo: Editora Saraiva, 2006a.
52. Meirelles FS. Pesquisa de Administração de Recursos de Informática. 18ª Pesquisa Anual, FGV-EAESP. São Paulo, 2007.
53. Minahan T. Can supply management technology be the antidote to the healthcare crisis? Health Management Technology 2007(28):9.
54. Muse & Associates. The Role of Group Purchasing Organizations in the U.S. Health Care System. Washington: HIGPA, Health Industry Group Purchasing Association, 2000.
55. Muse & Associates. The role of Group Purchasing in the Health Care System and the impact on Public Health care expenditures if additional restrictions are imposed on GPO contracting

processes. Washington: HIGPA, Health Industry Group Purchasing Association, 2002.

56. Nathan J, Trinkaus J. Improving health care means spending more time with patients and less time with inventory. Hospital Material Management Quarterly 1996; 18(2): 66-8.

57. New Standish Group. CHAOS report, 2009.

58. Nicholson L, et al. Outsourcing inventory management decisions in healthcare: models and application. European Journal of Operational Research 2004; 154: 271-90.

59. North LH. Beyond just-in-time: the UCLA Medical Center experience. Hospital Material Management Quarterly 1994; 15(3): 36.

60. Novo HC, mais tecnologia. Revista Indústria Farmacêutica, ago-set/2005.

61. Paes LRA. O uso da informática no processo de tomada de decisão médica em Cardiologia. Mestrado (Administração de Empresas). Escola de Administração de Empresas da Fundação Getulio Vargas – FGV-EAESP, São Paulo, 2003.

62. Paes LRA. Uma investigação sobre o uso da informação na cadeia interna de suprimentos em hospitais na cidade de São Paulo. Doutorado (Administração de Empresas). Escola de Administração de Empresas da Fundação Getulio Vargas – FGV-EAESP, São Paulo, 2009.

63. Ferreira JHG. Alianças estratégicas em hospitais privados: estudo de caso em oito hospitais. Doutorado (Medicina). Faculdade de Saúde Pública, Universidade de São Paulo, São Paulo, 2000.

64. PMI (Project Management Institute). Um guia do conjunto de conhecimentos em gerenciamento de proejtos (PMBoK). Newton Square, 2004.

65. Porter M. Competitive advantage: creating and sustaining superior performance. New York: Free Press, 1999.

66. Porter M, Teisberg EO. Redefining Health Care: Creating Value-Based Competition on Results. Boston: HBS Press, 2006.

67. PROAHSA. Indicadores PROAHSA – número 23, ano VII. São Paulo, abr-jun/2003.

68. Rachupathi W, Tan J. Strategic IT Applications in Health Care. Communications of the ACM, dez/2002; 45:12.

69. Rada R. Information Systems for Health Care Enterprises. Hypermedia Solutions Limited, 2002.

70. Raghunathan S, Yeh AB. Beyond EDI: Impact of Continuous Replenishment Program (CRP) Between a Manufacturer and Its Retailers. Information Systems Research 2001; 12(4): 406-19.
71. Reis DA. Sistema de Controle de Estoque de Lote Econômico: Ponto de pedido com demanda probabilística: simulação de um caso de vendas perdidas. Revista de Administração de Empresas set-out/1976; 16: 5.
72. Revanoglou A, Stefanou CJ. ERP Integration in a healthcare environment: a case study. Journal of Enterprise Information Management 2006; 19(1).
73. Rivard-Royer H, Beaulieu M. Hybrid stockless: a case study: lessons from health-care supply chain integration. International Journal of Operations & Production Management 2002; 22(4): 412.
74. Rivard-Royer H, et al. The Clinical Chain: The Evolution of Electronic Commerce in the Healthcare Sector. Working paper nº 02-09. Montreal: HEC, 2006.
75. Roth AV. World Class Health Care. Quality Management in Health 1993; 1(3): 1-9.
76. Ruland CM. Decision Support for Patient Preference-based Care Planning: Effects on Nursing Care and Patient Outcomes. Journal of the American Medical Informatics Association 1999; 6(4): 304-312.
77. Scheyer WL, Friedman BB. Material and Resource Management. In: Wolper LFE (ed.). Health Care Administration. New York: Jones and Bartlett, 2004.
78. Sengupta K, et al. Manufacturing and Service Supply Chain Performance: A Comparative Analysis. Journal of Supply Chain Management: A Global Review of Purchasing & Supply 2006; 42(4): 5-15.
79. Sethuraman K, Tirupati D. Evidence of Bullwhip Effect in Healthcare sector: causes; consequences and cures. International Journal of Services Operations Management 2005; 1(4): 372-94.
80. Silver E, et al. Inventory management and production planning and scheduling. New York: John Wiley & Sons, 1998.
81. Simon AT. Uma metodologia para avaliação do grau de aderência das empresas a um modelo conceitual de gestão da cadeia

de suprimentos. (Doutorado em Engenharia). Universidade Metodista de Piracicaba, Santa Bárbara d'Oeste, 2005.

82. Singh M, et al. Transforming the global health care supply chain. Boston: MIT – Massachusetts Institute of Technology – MIT Center for Transportation and Logistics, 2006.

83. Sittig DF, et al. Lessons from "unexpected increased mortality after implementation of a commercially sold computerized physician order entry system." (commentary). Pediatrics 2006; 118(2): 797-805.

84. Slack N, et al. Gerenciamento de Operações e de Processos. São Paulo: Bookman, 2008.

85. Smeltzer LR, Schneller ES. Strategic Management of the Health Care Supply Chain. John Wiley Professional, 2006.

86. Smith M, Gomolski B. Gartner 2006-2007 IT Spending and Staffing Report: North America. Gartner Group, 2007.

87. Solovy A. Measuring Value. Hospital and Health Networks Magazine, jul/2006.

88. Staemmler M. Integrated Information Systems. In: Hübner U & Elmhorst MA. (ed.). eBusiness in Healthcare. London: Springer-Verlag, 2008.

89. Standard, Poors IS. Healthcare: Pharmaceuticals, 2003.

90. Tedeschi B. No fun for Sisyphus: The woes of WebMD and Medscape. New York Times, New York, p. E12, 2000.

91. Teixeira JMDC, et al. Planejamento Estratégico e Operacional em Saúde. In: Gonçalves ELO. (Ed.). Gestão Hospitalar – Administrando o Hospital Moderno. São Paulo: Editora Saraiva, 2006.

92. Toledo LC. Feitos para curar: arquitetura hospitalar & processo projetual no Brasil. Programa de Pós-graduação em Arquitetura – PROARQ, Universidade Federal do Rio de Janeiro, Rio de Janeiro, 2002.

93. Trovati M. Limpeza hospitalar: por que terceirizar? SaúdeBusinessWeb, 2007.

94. Van de Castle B, Szymanski G. Supply Chain Management on Clinical Units. In: Hübner U & Elmhorst MA. (Ed.). eBusiness in Healthcare. London: Springer-Verlag, 2008.

95. Vecina Neto G, Reinhardt Filho W. Gestão de Recursos Materiais e de Medicamentos. São Paulo: Faculdade de Saúde

Pública da Universidade de São Paulo, 1998. (Coleção Saúde & Cidadania)

96. Venkatraman N. IT-Enabled Business Transformation: From Automation to Business Scope Redefinition. Sloan Management Review 1994; 35(2): 14.

97. Vissers J, Beech R. Introduction. In: Vissers J & Beech R. (ed.). Health Operations Management – Patient Flow Logistics in Health Care. Oxon: Routledge, 2005.

98. Vissers J, et al. Frameworks for Health Operations Management. In: Vissers J, Beech R. (ed.). Health Operations Management. Oxon: Routledge, 2005.

99. Wagner M. Stockless inventory: some say it's a hot new innovation, but skeptics don't put much stock in its claims. Modern Healthcare 1990; 20.

100. Walker JM, et al. EHR Safety: The Way Forward to Safe and Effective Systems. Journal of the American Medical Informatics Association 2008; 15(3):272-7.

101. Wanke PF. Tendências da Gestão de Estoques em Organizações de Saúde. Revista Tecnologística 2004; 74-80.

102. White A, et al. Hype Cycle for Supply Chain Management and Procurement, 2007. Garter Group, 2007.

103. WHO – World Health Organization. Disponível em: http:// www.who.org. Acessado em: 2008.

104. WHO – World Health Organization. Rapid Alert System for combating counterfeit medicine. 2005. Disponível em: http:// www.wpro.who.int/media_centre/fact_sheets/fs_20050503. htm. Acessado em: 2008.

105. WHO – World Health Organization. Working Together for Health – The World Health Report. 2006.

106. Wilken PRC, Bermudez J. A Farmácia no hospital: como avaliar? Rio de Janeiro: Editora Ágora da Ilha, 1999.

107. Williamson OL. Transaction Cost Economics: The governance of contractual relations. Journal of Law and Economics 1979; 22(1).

108. Wilson J, et al. Stockless inventory systems for the health care provider: three successful applications. Journal of Healthcare Marketing 1992; 12(2): 39-45.

109. Wolper LFE. Health Care Administration. Sudbury Jones and Bartlett Publishers, 2004
110. Wong HJ. The Diffusion of Decision Support Systems in HealthCare: Are We There Yet? Journal of Healthcare Management jul-ago/2000; 45(4): 240-53.
111. Yokl SRRT. Less is more when storing inventory. Hospital Materials Management 2005; 30(2).

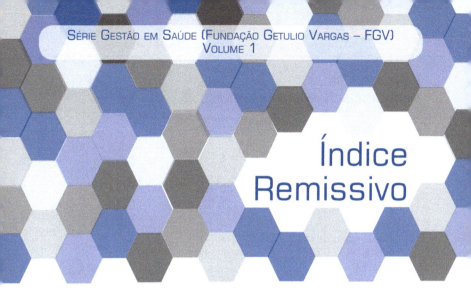

Série Gestão em Saúde (Fundação Getulio Vargas – FGV)
Volume 1

Índice Remissivo

Obs.: números em *itálico* indicam figuras; números em **negrito** indicam quadros e tabelas.

A

Agendamento descrição, **98**
Aleatoriedade, 94
Alimentação de pacientes, 80
Alinhamento dinâmico, 65
Almoxarifado central, 98
Ambiente em saúde, 30
Armários especiais, 107
Armazenamento, setores de, 98
    almoxarifado central, 98
    centro cirúrgico, 101
    farmácia, 99
    lactário, cozinha e alimentação especial, 101
Arranjos físicos
    hospital, *34*
    hospital – centro cirúrgico, *35*
Atividades de saúde
    composto produto-serviço em, *23*
    variação do composto produto-serviço em, *23*
    variabilidade das, 56

B

B2B (*business to business*), 97

Bullwhip effect, 99
Business Process Modeling Notation (BPMN), 45

C

Cadeia(s)
  de suprimentos, 60
    da indústria *versus* área de Saúde, abordagem da, **62**
    hospitalar, *63*
    níveis de desenvolvimento da, *66*
  de valor
    do mercado de saúde, *12*
    em saúde, 11-20
    externa, 11
    interna, 11
  eficientes, 64
  externa, 63
  responsivas, 65
Capacidade
  atual, 120
  básica
    conceito, 125
    definir, 124
  definição da, 122
  finita e infinita, exemplos de, *139*
  gerenciando, 119
  perda da, 124
  políticas para o aumento da, *133*
  produtiva, 121
Carregamento, 138
Centro
  cirúrgico, 101
  de saúde, **14**
Classificação
  ABC, 81
  XYZ, 83
Cliente, prioridade do, 139
Clínica/ambulatório, **14**
Cobertura, cálculo de, **105**
Codificação
  de produtos, 71
  para o setor de saúde, guia de, 71
Código de barras
  linear, 72
  nos formatos GS1-13 e GS1-128, exemplos, *73*

Composto produto-serviço em atividades de saúde, variação do, *23*
Compra, processo de, 95
Confiabilidade, 27
Consignação, 113
Consultório isolado, **14**
Continuidade entre processos, *51*
Controle de qualidade
  descrição, **98**
Criticidade, 82
Cronograma, 152
Crossdocking, 115
Custo(s), 28
  de manutenção, 70, 105
    de estoques, fatores de crescimento dos, **106**
  de obtenção, 70, 96
  direto, 96
  fixos de obtenção, 96

D

Data devida, 140
DataBar, exemplo de, *74*
Datamatrix, 74
  2D, formato de, *75*
  leitura do, 75
Day-clinic, 41
Day-hospital, 41
Decisão em operações, 28
Demanda
  fluxo de, 85
  gerenciar a, 131
  grau de variabilidade da, 125
  planejamento da, 93
    possibilidade de erro no, 82
Desempenho
  de uma cadeia de suprimentos, 60
  medição do, 169
Desenho
  de fluxo, direção e sentido, *52*
  de processos, dicas, 49
Distribuição
  descentralizada, 114
  interna de insumos, 105

E

EAN (*European Article Numbering*), 73
EDI (*Electronic Data Interchange*), 72
Efeito chicote, 99
Eficácia e eficiência, diferença entre, **169**
Empresa, classificação de, 147
Engenharia clínica, 42
Equipe em pronto-atendimento, estratégia de realocação de, *131*
Escopo
    do produto, 154
    do projeto, 154
Esferas de atedimento, 15
Estabelecimento de saúde no Brasil
    classificação, 13
    tipos, **14**
Estoque
    à mão, **102**
    controle de, 102
    de segurança, 104
    e saldo, variação de, 102
    fatores de crescimento dos custos de manutenção de, **106**
    gestão de, 69
    líquido, **102**
    médio, 102
        cálculo de, 103
        fórmulas de, **103**
    posição do, 102
    zero, 110
Estratégia, 26
    de operações, 26
    operações têm, 25
Estrutura analítica de projetos, 154
Etiqueta
    eletrônica usada em produtos, exemplo de, *76*
    inteligente, 76
EVA (*Earned Value Analysis*), 152
Eventos e promoções, 94

F

Farmácias hospitalares, 99
    ambientes que compõem uma, **100**
FIFO (*first in, first out*), 140

Gestão de Operações em Saúde
para hospitais, clínicas, consultórios e serviços de diagnóstico

Flexibilidade, 28
Fluxo de insumos, níveis de participação do distribuidor no, **112**
Fluxograma, 45
    básico de consulta médica
        modelo BPMN, *47*
        modelo clássico, *46*
Forrester effect, 99

G

Gases, 80
Gerenciamento estratégico, 132
Gerenciar
    a demanda, 131
    capacidade e demanda, 128
        absorver as mudanças, 128
        alterar a capacidade de produção, 129
Gestão
    da cadeia de suprimentos, funções e processos relacionados à, *88*
    da capacidade pela combinação das demandas previsíveis e imprevisíveis,
        128
    da mudança, 150
    de estoque(s), 69, 86
        áreas de, 93
        soluções para, 107
    de inventário pelo fornecedor, 111
    de operações, 21
    de produção, 21, 145
    de projetos, 145
        conceitos básicos, 145
        dificuldades na saúde, 155
        escopo, 154
        fases de um projeto, 150
        o modelo ágil, 157
    de recursos, 137
        programação, 140
        sequenciamento, 138
    de suprimentos, 59
Gráfico de Gantt, 152
Grupo de pacientes, 134
    exemplo de definição de, **135**
Guia de Codificação para o Setor de Saúde, 72

H

Health Maintenance Organizations, 17

Horizontalização, reações de, 16

Hospital
  entradas, processamentos e saídas em um, *38*
  especializado, **14**
  geral, **14**
  porcentagem de admissões, altas e taxa de ocupação de um, *142*
  vendem serviços ou produtos?, 21

Hospital-dia, 41
  isolado, **14**

I

Impacto operacional, 82

Informação e tecnologia, 162

Instrumentos, 79

Insumo(s)
  classificação, 83
  composição dos, 70

Intangibilidade, **22**

Inventários
  inflados, 89
  multicamadas
    hospital, esquema, 91
    varejo, esquema, 91

K

Kaizen, 170

Kits, 114
  vantagens do uso de, **115**

L

Lactário, cozinha e alimentação especial, 101

Layout
  em operações, 33
  por processo, 33
  por produto, 33
  posicional, 33

Lei geral de proteção dos dados, 19

LIFO (*last in, first out*), 140

M

Macroprocesso, 46
  hospitalar, fluxograma, *47*
Mapeamento de processos, símbolos usados para, **48**
Material(is)
  de escritório e manutenção, 80
  de uso administrativo, 80
  especiais, 79
Materiais e medicamentos, 78
MatMed, 78
Medicamento(s)
  de referência, genéricos e similares, diferenciação de, 86
  gaveteiro para armazenamento de, *109*
  genérico, definição da ANVISA, 86
Mercado
  de saúde
    supletiva, 19
    visão pelo, 15
  mudanças no, 94
Metas inatingíveis, 170
Método(s)
  de amenização de doenças ainda "sem cura", 17
  determinísticos, 160
  estocásticos, 161
Métricas de gestão de materiais, **102**
Miniestoque, 95
MTPs (*Material Resource Planning*), 71
Mudança
  absorver as, 128
  no mercado, 94

N

Nível de atenção
  primário, 15
  secundário, 16
  terciário, 16

O

Operação
  decisões em, tipos, 28
  gestão de, 21
  layout em, 33

logística, níveis de, **113**
objetivos de desempenho da, 125
perecibilidade da, 125
têm estratégia?, 25
tomada de decisões em, níveis de, **29**
OPME, 79
Organização(ões)
de projetos, estrutura da, *148*
fatores de definição da estratégia da, 170
funcional, estrutura da, *148*
matricial
estrutura da, *149*
níveis de, **149**
mistas, 22
Órteses, 79
Overbooking, 141

P

Pacote produto-serviço, 59
Pacotes de valor, 22
Padronização da utilização de materiais e medicamentos, 85
Parceria com fornecedores, 114
Perecibilidade, **22**
Pesquisa operacional, 159
Planejamento
da demanda e compra, 87
de recepção e documentação, descrição, **98**
de recursos materiais, 71
Policlínica, **14**
Pontos de cuidados, 32
unidades de atendimento e, *31*
Portfólio de projetos, 146
Posto de saúde, **14**
Processo(s)
administrativos, 42
análise de
compreensão do processo atual, 53
desenho do novo processo, 57
desenho do processo, 44
continuidade entre, *51*
de admissão de paciente
BPMN, *49*

no ambulatório, 48
no pronto atendimento, 48
de análise, 161
de atendimento, de um paciente para exame de imagem, *54*
de *backoffice*, 139
de suporte, 42, 95
de transformação nos prestadores de serviços, 39
desenho de, dicas, 49
desenho e análise de, 37
detalhado de admissão de paciente em pronto-atendimento, BPMN, *50*
gestão de, 44
hospitalar básico sob o ponto de vista do paciente, *40*
mapeamento de, símbolos usados para, **48**
pré-cirurgia, diagrama de precedência de, *55*
técnicas de mapeamento de, 45
tipos de, 39
Produção
alterar a capacidade de, 129
alternativas de alteração da, **130**
Lean, 171
variação de especificação da, 123
Produto(s), 22
categoria de, 84
chegada e descarga de, descrição, **98**
classificação
pela relação com a prestação de serviço, 81
por criticidade, 82
por dificuldade de aquisição, 83
por fluxo de demanda, 85
por tipo, 78
por valor da utilização, 81
codificação de, 71
Programa(s), 140
de Ressuprimento Contínuo, 112
Programação, 140
Project charter, 152
Projeto
ágil, 158
definição, 145
fases de um, 150
metodologias de
ágil, 158
tradicional, 158
métricas de avaliação de *performance* de, **153**

portfólio de, 146

tradicional, 158

Pronto-socorro

especializado, **14**

geral, **14**

Próteses, 79

Q

Qualidade na saúde, 26

R

Radio Frequency Identification (RFID), 75

Recebimento

atividades de, **98**

setor de, 97

Recurso, gestão de, 137

Redes integradas de prestação de serviços, 17

Regras de sequenciamento, 140

data devida, 140

FIFO, 140

LIFO, 140

prioridade do cliente, 139

Reposição tempo de, 82

Responsividade, nível de, 127

RFID (*Radio Frequency Identification*), 72

Rouparia, 79

S

SADT (Serviço de Apoio ao Diagnóstico e Tratamento)

isolado, **14**

Saúde

ambiente em, 30

tecnologia em, 165

Sazonalidade, 94

Sequenciamento, 138

regras de, 139

Serviço(s)

características tradicionais e propostas de classificação de, 23

de Arquivo Médico e Estatística, 167

empresas "puras" de, 21

Símbolos usados para mapeamento de processos, **48**

Simultaneidade, **22**

Sistema(s)

    de Dispensação Automática, 108

    de Gerenciamento de Almoxarifados, 165

    de Informação

        de Gestão de Materiais, 164

        em prestadores de serviços de Saúde, 168

        Hospitalar, 166

    EAN-UCC, 73

    ERP (*Enterprise Resource Planning*), 164

    Nacional de Controle de Medicamentos, 71

Six Sigma, 171

SKU (*Stock Keeping Unit*), 70

Stakeholders, 150

Suprimento(s)

    cadeia de, 60

    gestão de, 59

    grau de variabilidade da, 125

    hospitalares, 70

Swimlanes, 53

T

Tarefas

    paralelas, 54

        modelo de utilização do losango no fluxograma BNMP para indicar, 56

    precedentes, 54

    sequenciais, 55

Tecnologia

    de Informação

        em hospitais, 163

        voltada para o segmento médico-hospitalar, 166

    médica, 165

    para operações, 163

Tempo

    de reposição, 82

    variação de, 122

Teoria

    das filas, 57, 161

    das restrições, 142

Trade-off, 26

Transporte interno, descrição, **98**

Troca de Informações em Saúde Suplementar (TISS), 19

U

Unidade
de atendimento, pontos de cuidados e, 31
de manutenção de estoque, 70
mista, **14**

V

Valor agregado, 152
Variabilidade, **22**
Variação entre nossa capacidade e a, 126
Velocidade nos serviços de saúde, 27
Verticalização, reações de, 16

W

WBS (*Work Breakdown Structure*), 154
para instalação de equipamento de ressonância magnética, 155
WMS (*Warehouse Management Systems*), 165

Z

Zero defeito, 171